KVINNANS KRAFT

EN NATURLIG VÄG TILL FÖRLOSSNING OCH EFTERVÅRD

BARNMORSKA
ANNA DELL'ANNA

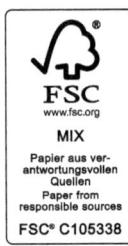

Viktiga anmärkningar

Rekommendationerna i denna bok har noggrant granskats av författaren. Ingen garanti kan dock ges för riktigheten i innehållet. Författaren och eventuella medverkande ansvarar inte för eventuella skador på hälsa, person, egendom eller ekonomi som kan uppstå vid tillämpning av informationen i boken.

Den tyska nationalbiblioteket listar denna publikation i den tyska nationalbibliografin. Detaljerad bibliografisk information finns tillgänglig på http://dnb.dnb.de. Automatisk analys av verket i syfte att utvinna information, särskilt om mönster, trender och korrelationer enligt § 44b UrhG ("Text- och datamining"), är inte tillåten.

Texter © 2024 Anna Dell'Anna
Omslagsdesign: Anna Dell'Anna
Omslagsfoto: Antonina Wilkening
Modell: Sina Bornemann
Översättning från tyska till svenska: Ragna Andersson
2:a upplagan 2025
Förlag: BoD · Books on Demand GmbH, Überseering 33, 22297 Hamburg, bod@bod.de
Tryck: Libri Plureos GmbH, Friedensallee 273, 22763 Hamburg
ISBN: 978-3-8192-7691-0
www.birthsite.net
www.instagram.com/heb_anda
www.instagram.com/birthsite_barnmorska
E-post: hebammeannadellanna@gmail.com

*Till alla kvinnor som vågar känna,
ifrågasätta och följa sin inre röst.*

Den här boken är en hyllning till det naturliga – till kroppens visdom, födandets kraft och den stilla omvälvningen som sker när ett nytt liv kommer till världen.

Här delar jag med mig av kunskap, erfarenheter och tankar från mitt arbete som barnmorska – med fokus på naturlig födsel, amning och den känsliga, kraftfulla postpartumperioden.

Målet är inte perfektion, utan förankring: att du som läser ska känna dig stärkt i att lita på kroppen, följa din intuition och skapa utrymme för en födsel och en postpartumtid som får vara så nära naturens rytm som möjligt.

Varma kramar,

Anna

Amning **11**

Postpartum 135

"Amning betyder näring.
Näring för kropp och själ."

AMNING

Min första upplevelse med amning präglades av smärta och tårar. Trots allt kämpade jag tappert och helammade i sex månader, men det var svårt att hitta glädje i det. När mitt andra barn föddes, var min önskan att verkligen förstå och lösa problemen jag tidigare stött på. Jag trodde att jag hade all expertkunskap som barnmorska, men amningen var återigen smärtsam och väckte gamla trauman.

Trots det fortsatte jag kämpa och var lika tapper som första gången. Efter tre månader av korrekt behandling, där en kär kollega gav mig hjälp, kunde jag amma skrattandes och helt smärtfritt. Den positiva upplevelsen var så omvälvande att jag ammade i totalt 2,5 år. Jag minns dessa år med värme och glädje, och upplevelsen helade mitt gamla trauma. Det stärkte mig också att fortsätta stå upp för det naturliga och sanningen kring graviditet, förlossning och den postnatala perioden.

Jag önskar dig en fantastisk amningserfarenhet!

1

Betydelsen av amning

Ordet „Stillen"[1] härstammar från det fornhögtyska ordet „stillen", vilket betyder „att ge näring"; eller „att mätta". Det har sitt ursprung i den indogermanska roten „stel-", som refererar till att ge näring eller att mätta. Termen har förändrats under språkutvecklingen och används idag för att beskriva handlingen att amma en bebis.

För många mödrar är amningen en underbar men ofta också en mycket utmanande upplevelse. Men den ger även många hälsofördelar för bebisen och stärker det emotionella bandet mellan modern och barnet.

Världshälsoorganisationen (WHO) rekommenderar exklusiv amning för spädbarn under de första sex månaderna, därefter följt av lämpliga komplett-erande livsmedel tills åtminstone två års ålder

---

[1] På svenska: Amning

eller längre. Detta understryker vikten av amning som en värdefull källa till näring för spädbarn.

I många urbefolkningar och traditionella samhällen har amningen ursprungligen ofta varit över en ännu längre period. I dessa kulturer fungerar amningen inte bara som en källa till näring, utan också som en central del av anknytningen och det emotionella stödet till barnet.

2

De hälsomässiga fördelarna för mor & barn[2]

Hälsofördelar för bebisen

Optimal näring

Modersmjölk är skräddarsydd för spädbarnets behov och erbjuder en idealisk blandning av näringsämnen, antikroppar och enzymer för en hälsosam utveckling.

Stärker immunförsvaret

Antikropparna i modersmjölken skyddar bebisen mot infektioner och stärker dess immunförsvar, vilket är särskilt viktigt under de första månaderna av livet.

---

[2]Denna information grundas på vetenskapliga rön och rekommendationer från ansedda
hälsoorganisationer såsom Världshälsoorganisationen (WHO), American College of Obstetricians and Gynecologists (ACOG) och La Leche League International. Det är dock viktigt att diskutera individuella behov och omständigheter med medicinsk personal.

Reducerar risk för allergier

Barn som ammas har en lägre risk att utveckla allergier och matintoleranser, eftersom modersmjölk ger den optimala grunden för utvecklingen av en frisk matsmältningskanal.

Bättre hjärnutveckling

Omega-3-fettsyrorna i modersmjölken främjar utvecklingen av hjärnan och nervsystemet och kan ge långsiktiga kognitiva fördelar för barnet.

Färre mag-tarmproblem

Barn som ammas tenderar att ha färre problem med mag-tarmbesvär såsom kolik och förstoppning. Detta eftersom modersmjölken är lättare att smälta.

Högre intelligensutveckling

Det finns indikationer på att barn som ammas kan ha en bättre kognitiv utveckling.

Reducerad risk för SIDS

Amning kan minska risken för plötslig spädbarnsdöd (SIDS). Mer information om detta ges vid en personlig konsultation.

Hälsofördelar för modern[3]

Förebygger risk för bröstcancer

Många studier har visat att kvinnor som ammat har en lägre risk för bröstcancer. Den skyddande effekten är särskilt framträdande hos kvinnor som ammar under en längre tid.

Äggstockscancer

Amning kan också minska risken för äggstockscancer. Studier tyder på att ju längre en kvinna ammar, desto starkare är den skyddande effekten.

---

[3] Stuebe, A. M., Willett, W. C., Xue, F., Michels, K. B. (2009). Lactation and Incidence of 2
Premenopausal Breast Cancer: A Longitudinal Study. Archives of Internal Medicine, 169(15), 1364-1371. Jordan, S. J., Cushing-Haugen, K. L., Wicklund, K. G., Doherty, J. A., Rossing, M. A. (2012). Breastfeeding and risk of epithelial ovarian cancer. Cancer Causes & Control, 23(6), 919-927. Jordan, S. J., Siskind, V., Green, A. C., Whiteman, D. C., Webb, P. M. (2008). Breastfeeding and risk of epithelial ovarian cancer. Cancer Causes & Control, 19(1), 75-82. Collaborative Group on Hormonal Factors in Breast Cancer. (2002). Breast cancer and breastfeeding: collaborative reanalysis of individual data from 47 epidemiological studies in 30 countries, including 50,302 women with breast cancer and 96,973 women without the disease. The Lancet, 360(9328), 187-195.

Livmodercancer

Det finns indikationer på att amning kan minska risken för livmodercancer. Detta samband kan bero på hormonella faktorer och livsstilsval som är förknippade med amning.

Snabbare återbildning av livmodern

Amning främjar sammandragningen av livmodern, vilket leder till en snabbare återbildning efter förlossningen och minskar blödningsrisken.

Lägre risk för förlossningsdepression

Mödrar som ammar har en minskad risk för förlossningsdepression på grund av frisättningen av oxytocin, det så kallade „bindningshormonet".

Naturligt preventivmedel

Amning kan fungera som ett naturligt preventivmedel under de första månaderna efter förlossningen, eftersom det kan fördröja att menstruationscykeln återupptas.

Först kommer ägglossning, sedan menstruationen. Att amma utan märkbar menstruationscykel betyder inte nödvändigtvis att det inte finns någon cykel.

3

Din kropp är perfekt förberedd

*„Ha förtroende för din kropp
och dess kunskap att vägleda dig
genom amningen."*

Visste du att från och med den 16:e graviditets-veckan är dina bröst redo med ett startpaket för din bebis?

Råmjölken, även känd som kolostrum, är redo för din bebis. Denna flytande guldgruva innehåller viktiga näringsämnen och antikroppar.
Kolostrumet skyddar och ger näring till ditt nyfödda barn under de första dagarna efter födseln.
Kanske har du redan märkt att brösten spände i början av graviditeten, att huden kliade eller

brände. Dessa tecken visar att din kropp förbereder sig för amningsperioden.

Det kan också hända att du inte märkt några eller enbart enstaka förändringar i dina bröst. Det har ingen vidare betydelse. Varje kropp är unik och anpassningarna kan vara olika från kvinna till kvinna.

Oavsett vilka förändringar du märker eller inte märker, är din kropp fortfarande perfekt anpassad för att ge det bästa för ditt barn. Ha förtroende för att dina bröst och
hela din kropp gör exakt rätt för att försörja barnet.

Du är kapabel och skapad för att använda denna gåva från naturen. Tro på dig själv och på din kropps fantastiska förmågor. Du är redo att försörja ditt barn med kärlek och näring och din kropp kommer att stödja dig på denna unika resa.

> Du hittar informativ expertkunskap om bröstmjölkens sammansättning och effekter i min guide **„Mirakelmedlet bröstmjölk"**.
> Du är varmt välkommen att kontakta mig.

4

Kolostrum –
Det flytande guldet

Råmjölken, även känd som kolostrum, är en värdefull näringskälla för nyfödda omedelbart efter födseln. Trots en liten mängd på endast 10–100 ml per dag, är kolostrum rikt på proteiner och mineraler, samtidigt som det innehåller jämförelsevis lite fett och kolhydrater. Denna sammansättning gör det kalorifattigt och lätt att smälta, vilket är särskilt fördelaktigt för nyföddas känsliga magar.

Färgen och konsistensen av kolostrum
Färgen på kolostrum kan variera från gulaktig till gyllene. Konsistensen är oftast tjockflytande och klibbig, vilket tyder på att den är rik på proteiner och antikroppar. Vissa kvinnor kan också uppleva att deras kolostrum har klara eller mjölkiga strimmor.

Kolostrumets innehåll

Kolostrum är inte bara en näringskälla, utan innehåller också antikroppar, immunitetsceller, vitaminer och mineraler som stärker spädbarnets immunförsvar. Det är ett skräddarsytt „första vaccin" som hjälper den nyfödda att skydda sig mot infektioner.

Rekommendationer

Det rekommenderas att ge kolostrum till det nyfödda direkt efter födseln / senast upp till 2 timmar efter. Att ge kolostrum tidigt gör att barnet får den nödvändiga energin efter den påfrestande resan av födseln, samt stärker från början dess livsviktiga immunförsvar.

Om kvinnor inte tänkt amma, är det fortfarande möjligt att sluta amma efter att ha gett kolostrum. Det har inga effekter på processen att avsluta amningen. Amningsupphörandet kan sedan anpassas individuellt efter moderns behov.

5

Såhär kan du förbereda dig för amning

„Förberedelsen för amning är som att öppna en bok - varje sida bär en ny insikt."

Fysisk förberedelse

Tidigare rekommenderades det att gnida bröst-vårtorna med hårda borstar för att desensibilisera dem. Detta har visat sig vara för hårt och skadligt. Om du har mycket känsliga bröstvårtor, kan det vara lämpligt att ibland inte använda BH så att mer beröring/friktion sker genom kläderna. Det är dock inte ett måste! Din bebis kommer att vilja suga ofta i början, så det finns inget jämförbart förarbete. Försök istället att skapa en enlighet med din kropp och ompröva din inställning till dina bröst. Det kan hjälpa att regelbundet genomföra medvetna själv-reflektioner och odla positiva tankar och känslor gentemot din kropp.

Mentala förberedelser

Hur känner du när du tänker på amning? Vad önskar du dig? Vilken härstamning har dina känslor kring detta ämne? Vad vet du redan om amning?

„Att kunna fatta informerade beslut
är avgörande.”

Läs välgrundade böcker eller artiklar om amning och prata med andra mödrar. Vad har hjälpt dem att uppleva en vacker amningsperiod?

Positiva bekräftelser om dina tankar kring amning kommer att ge dig en bra inställning för amningsstarten.

Skyddsnät

Bygg upp ett nätverk av familj och vänner som stöttar dig i dina önskemål, behov och beslut. Informera dig och ställ frågor till din barnmorska eller en amningskonsult.[4]

---

[4] En amningskonsult är en medicinsk profession som har specialiserat sig på den kliniska hanteringen av amning. The International Board of Lactation Consultant Examiners - certifierar amningskonsulter som uppfyller dess kriterier och har klarat deras examinationer.

Hjälpmedel

Det krävs en avslappnad mamma och en lugn miljö, det är allt. Eller med andra ord:

Dessa två „verktyg" stödjer en enkel start på amningen.

Jag minns fortfarande tydligt mina inköp före förlossningen för att vara så förberedd som möjligt. Jag var gravid med mitt andra barn och hade otrolig rädsla för amningen. Som jag berättade tidigare, ammade jag heltid i sex månader med min förstfödda och sedan ytterligare två månader med tillägg av kompletterande mat och flaskmatning. Efter åtta månader hade jag ingen mjölk kvar. Jag hade smärta från dag ett som aldrig försvann. Det var en emotionell katastrof, ingen i min omgivning kunde hjälpa mig. Den här gången ville jag göra allt rätt: amma utan smärta, amma längre, njuta av amningen. Jag såg till att ha all utrustning. Eftersom jag redan arbetade som barnmorska hade jag en del saker hemma, till exempel bröstvårtskydd, amningskudde och bröstvårds-salvor. Jag köpte en elektrisk bröstpump och en manuell pump. Vanligtvis kan man hyra dessa på apoteken, men av yrkesskäl hade jag inga hemma. Men jag ville vara 100% säker på att ha allt hemma för „bästa möjliga scenario". Det blev som det skulle: Jag hade igen svåra smärtor vid amningen, men av tillbehören behövde ingenting. Med undantag för avslutningen av amningen efter 2,5 år, då använde jag handpumpen i två dagar för att lindra brösten en aning.

Jag hade ett fantastiskt team runt mig, min familj stödde oss i alla lägen och min barnmorska upptäckte snabbt att jag led av en speciell typ av Raynauds syndrom, vilket orsakade dessa smärtor. Hon rekommenderade vissa mineraler för mig och satte därmed stopp för eländet. Min ärliga rekommendation är: köp så mycket som behövs och så lite som möjligt. Om du behöver en pump kan du hyra en på apoteket med recept från din gynekolog. Följande saker kan vara vettiga att ha, allt annat kan du ta tid på dig att införskaffa i samråd med din barnmorska under amnings-perioden:

Amningskudde
En amningskudde kan hjälpa till att stödja bebisen under amning.

Amnings-BH

Två amnings-Bh:ar i 1-2 storlekar större än din nuvarande kupstorlek rekommenderas. Mörkare färger är att föredra, eftersom fläckar från bröstmjölk och bebisens kräkningar ofta lämnar missfärgningar på ljusa plagg.

Amningsinlägg

Engångs- eller återanvändbara inlägg för Bh:n för att förhindra läckage. Personligen föredrar jag de tvättbara ullinläggen, eftersom de är mer andningsbara och skonsammare mot huden.

Amningskläder

Praktiska och stilrena kläder som ger dig bra självkänsla och enkel hantering vid amning.

Hälsosamt för amning

Örtteer och amningsjuicer som kan främja mjölk-produktionen. Det är också bra att ha några hälso-samma snacks eller mellanmål till hands för att kompensera för energiförlusten under amning.

6

Amningssignaler –
När är mitt barn hungrigt?

Amningssignaler är subtila indikationer som inte bara pekar på hunger eller törst, utan också visar behovet av närhet och skydd. Förmågan att känna igen dessa signaler är avgörande för en framgångsrik amnings-relation.

Trötthet och oro

Ett trött barn kan bete sig oroligt. När barnet suger på bröstet blir det ofta lugnare och somnar.

Sökrörelser

Bebisen visar ofta sökrörelser genom att öppna och stänga munnen eller vända huvudet från sida till sida. Detta är tydliga tecken på hunger.

Sugreflex

Sugreflexen uppstår när barnet känner något i sin mun. Om det suger på ditt finger eller andra föremål kan det vara hungrigt.

Hand-till-mun-rörelser

Bebisar tenderar att föra sina händer till munnen när de är hungriga. Detta instinktiva beteende visar att de är redo att amma.

Läppslickningsrörelser

När barnet slickar på läpparna visar det att det är redo att suga. Detta kan också vara ett tidigt tecken på hunger.

Aktiv sökning efter bröstet

En vaken, uppmärksam bebis söker aktivt efter bröstet genom att vrida huvudet från sida till sida.

Missnöje och gråt

Senare tecken på hunger är missnöje och gråt. Det är idealiskt att mata barnet innan detta stadium för att undvika stress.

Sugbegär efter födseln

Under de första timmarna efter födseln visar barnet ofta intensivt sugbegär för att stimulera mjölkproduktionen.

Instinktivt vill de också börja amma tidigt för att hålla blodsockret stabilt. I magen var de försörjda dygnet runt via navelsträngen, men nu behöver de regelbundet få i sig näring för att optimalt tillgodose sina behov.

7

Storlek på barnets mage och amningsfrekvenser

En nyfödd bebismage är ungefär stor som en ärta den första dagen. Under de kommande dagarna av livet, liknar den storleken på ett körsbär eller en liten jordgubbe. Därför är de initiala måltiderna under de första dagarna ofta bara några milliliter bröstmjölk eller kolostrum. Det är viktigt att notera att magen expanderar med tiden när barnet växer. Efter två veckor kan barnets mage redan ha nått storleken på ett hönsägg.

Det innebär frekventa amningstillfällen, **minst 8 till 12 gånger på en 24 timmars period.** Detta har god effekt på att stimulera mjölkproduktionen. Om modern ammar ofta under de första dagarna kommer hon att uppnå mjölkproduktionen snabbare.

8

Förtroende för naturlig mjölkförsörjning

Intuitiv amning är baserad på barnets naturliga förmåga att självt hitta vägen till och ta omtag om bröstet. Här är nyckelaspekterna för denna metod:

Självständigt omtag

Bebisar har den instinktiva reflexen att söka efter bröstet och ta omtag om bröstet själva. Detta sker ofta direkt efter födseln eller när barnet känner hunger.

Navigering till bröstet

Bebisar använder sina utvecklade reflexer för att vrida huvudet och öppna munnen brett för att få tag i bröstet. De kan även rikta bröstvårtan mot gommen för att suga mer effektivt.

Processens varaktighet

Intuitiv amning kan ta olika lång tid. Vissa barn hittar omedelbart rätt grepp, medan andra kanske behöver lite mer tid att anpassa sig. Det är viktigt att vara tålmodig och ge barnet tid.

Främjande omständigheter

En lugn och avslappnad miljö främjar intuitiv amning. Nära hudkontakt mellan mor och barn, till exempel genom att bära barnet på bröstet, stöder den naturliga
processen.

Självständig andning

Bebisar kan andas självständigt under amning. Rätt positionering gör att barnet kan hålla näsan fri utan att bröstet behöver hållas. Intuitiv amning betonar barnets
självständighet och skapar en naturlig, harmonisk amningsrelation mellan mor och barn.

Indikationer på att barnet
får tillräckligt med mjölk

Barnets **viktökning** är en viktig indikator på tillräcklig mjölkförsörjning. Under de första dagarna av livet kan det vara normalt för barnet att förlora upp till 10% av sin födelsevikt innan den ökar igen. Det är dock avgörande att inte stressas av tvångsmässiga kontroller. Istället för att fokusera uteslutande på vikten, inkludera andra faktorer.

Observera ditt barns sugbeteende, hörbart sväljande och nöjd sömn efter amning. Resultatet, som regel-bunden avföring och urinproduktion samt barnets hudtillstånd är också viktiga indikatorer. Om du är osäker eller har frågor, kontakta en barnmorska eller amningsrådgivare för att hitta individuella lösningar. De kan erbjuda värdefullt stöd.

Har du frågor eller problem?
För personligt stöd och rådgivning kan du
boka hembesök
(beroende på avstånd), online-samtal eller
telefonmöte. För mer information, kontakta
mig gärna via min hemsida:
www.birthsite.net

9

Positioner vid amning

Sidoliggande position

Båda ligger på sidan i sängen och barnet kan suga på moderns bröst. Denna position avlastar moderns bäckenbotten och är skonsam för eventuella förlossningsskador. Dessutom är sidoliggande position särskilt användbar för nattlig amning och främjar avslappning.

Biologisk amningsposition

Modern ligger eller sitter bekvämt och barnet placeras på hennes mage. I denna naturliga position kan barnet instinktivt hitta bröstet och självständigt ta omtag om bröstet.

Vaggande position

Den mest använda amningspositionen. Barnet ligger i moderns armar och suger på hennes bröst. Modern vaggar barnet medan det dricker.

Footbollposition

Barnet ligger på sidan under moderns arm, som om bebisen vore en amerikansk fotboll. Denna position är lämplig för mödrar efter kejsarsnitt eller för flerbarnsfödslar.

Bakåtlutande position

Mamman lutar sig tillbaka och barnet ligger på hennes mage med huvudet och munnen nära bröstet. Denna avslappnade position gör att barnet självständigt kan söka efter bröstet.

Koalaposition

Modern sitter upprätt och barnet placeras upprätt på hennes lår. Denna position möjliggör ögonkontakt mellan mor och barn under amning.

Fyrfota position

Barnet ligger på ryggen medan modern står på alla fyra och för bröstvårtan i barnets mun.

Denna position kan vara till hjälp vid påbörjan av tillstånd som mjölkstockning[5] eller vid Mastit[6].

Amning i bärsjal

Att amma i bärsjal kräver lite övning men är praktiskt för när du är på språng eller hanterar äldre barn. Det fungerar bra när barnet redan är van vid amning och kan hålla huvudet självständigt. Denna metod kan användas med olika bärsjalar. **Det är viktigt att se till att barnets ansikte är synligt och att hakan inte trycks mot bröstet.**

---

[5] Mjölkstockning är en icke-infektiös inflammation i bröstet. Vanligaste orsaken är
att bröstet inte töms ordentligt vid amning eller att mjölkgången är förträngd.
Det vanligaste symtomet är att bröstet svullnar på grund utav den ökade vävnadsvätska
och ökade blodvolymen i bröstet.

[6] Kvarstående mjölkstockning/mjölkstas eller såriga bröstvårtor kan leda till mastit.
Mastit är oftast en inflammatorisk infektion i bröstet. Den kan också vara icke-
bakteriell och orsakas då av immunologiska faktorer.

10

Fördelar med amning för fadern

Amning är inte bara fördelaktigt för modern och barnet utan kan också ha positiva effekter på fadern. De höga nivåerna av prolaktin- och oxytocin som modern får under amning påverkar även faderns hormonbalans. Det kan liknas vid olika frekvenser som sedan möts på en nivå. Oxytocin, även känt som „bindningshormonet", frigörs i ökade mängder när modern ammar barnet. Detta hormon har positiva effekter på moderns humör men även faderns om han aktivt deltar i amnings-processen.

Deltagandet kan innebära att ge modern en kudde för att stödja henne, erbjuda henne vatten och snacks, utstråla lugn eller tålamodigt vänta på vad som kan behövas härnäst. Det kan vara en kärleksfull beröring på moderns axel för att påminna henne om att slappna av eller förbereda skötbordet eller skötplatsen, eftersom amningen oftast följs av ett blöjbyte. Tillgängligheten av oxytocin kan ha en avslappnande effekt och bidra till att skapa en övergripande lugn och positiv familjär atmosfär. Det rekommenderas att ställa elektroniska enheter som TV, laptop och mobiltelefoner i „Stör ej" läge. Om det är svårt för fadern att koppla av och vänta kan en andningsövning eller att läsa en bok i rummet hjälpa till att främja avslappning.

Faderns konstanta närvaro under amning leder till anpassning av hans hormonnivåer. Det kan bidra till ökat lugn och ökat självförtroende i hanteringen av den nyfödda. Faderns aktiva deltagande i denna intima stund stärker inte bara bandet till hans barn, utan möjliggör också personlig vinning av de lugnande effekterna av de hormonella förändringarna.

11

Vanliga utmaningar och lösningar

Smärta vid amning

Att uppleva smärta vid amning är inte ovanligt och kan ha olika orsaker. En av de vanligaste är felaktig omtagsteknik. Det är avgörande att se till att barnet har ett korrekt omtag. Underläppen ska vara vikt utåt och barnet ska ta ett stort grepp om bröstet med öppen mun. Om smärtan kvarstår kan även en eventuell begränsning av tung- eller läppbandet hos barnet övervägas. I sådana fall är en professionell bedömning av en erfaren person lämplig.

Mjölkstockning

Mjölkstockning är ett obehagligt problem som uppstår när mjölken i bröstvävnaden stockar sig och inte kan rinna ordentligt. Regelbunden amning och växlande kylning och uppvärmning[7] är nyckeln. Långa pauser mellan amningssessioner bör undvikas för att förhindra blockeringar. En stödjande åtgärd är att massera bröstet för att främja mjölkflödet. En balanserad kost och tillräckligt med vätskeintag kan också bidra till att förebygga mjölkstockningen.

Låg mjölkproduktion

Ibland upptäcker mödrar att deras mjölkproduktion inte motsvarar deras barns behov. Detta kan ha olika orsaker, från stress till otillräcklig tömning av bröstet. Regelbunden och effektiv amning är viktig för att stimulera mjölkproduktionen. En god mjölkutdrivningsreflex kan främjas genom hudkontakt med barnet, regelbunden amning och tömning av bröstet samt tillräckligt med vila. I vissa fall kan även professionell rådgivning vara till hjälp.

Bröstinfektion

En bröstinfektion kan uppstå genom obehandlad mjölkstockning eller infektioner. Det är viktigt att reagera tidigt på detta. Förutom regelbunden

---

[7] Kühlen in den Stillpausen, Wärmen zur Anregung beim Stillen

amning och bröstmassage kan kylkompresser, vitkålblad och vid behov antiinflammatoriska läkemedel ge lindring. Vid ihållande symtom rekommenderas medicinsk rådgivning.

Ömma bröstvårtor

Ömma bröstvårtor är ett vanligt problem vid amning. Orsakerna kan vara många, från felaktig omtagsteknik till en svampinfektion. Lösningen ligger ofta i förbättrad
amningsteknik och vård av bröstvårtorna med lanolin eller andra vårdande krämer. Mycket effektivt är att vårda bröstvårtorna med den egna bröstmjölken och låta dem läka i friska luften. Det är viktigt att identifiera orsaken till de ömma bröstvårtorna för att hitta en effektiv lösning. Vid osäkerhet bör professionell hjälp sökas.

12

Amning i offentligheten

Offentlig amning är ofta debatterat huruvuda det är lämpligt eller inte. Min motreaktion på detta är: Är det lämpligt att äta offentligt? Är det lämpligt att hålla någon i famnen, hålla handen eller ge någon en kyss offentligt? För amning är inte annorlunda.

Amning handlar om att tillfredsställa ett eller flera av barnets behov (ibland kan det vara flera samtidigt) – vare sig det är törst eller hunger, behovet av skydd och lugn eller strävan efter välbefinnande. Amning lindrar smärta, minskar stress och tillfredsställer människors grundläggande behov, ditt lilla barns behov.

Om du känner dig bekväm med att amma i offentligheten är en annan fråga. Naturligtvis behöver du inte amma offentligt. Det är ditt fria val. Men tveka inte att göra det som känns rätt! Känn dig stöttad i beslutet att ge ditt barn, var som helst, det den behöver just då. Du är modern. Du har kraften av urinstinkten inom dig och ditt hjärta kommer att berätta vad du ska göra.

Här är några idéer för att göra amning i offentligheten mer bekväm för dig:

- Speciella amningskläder kan göra diskret amning lättare.
- Mellanmål som energibars, nötter eller frukt.
- Sök efter en bekväm sittplats.
- Använd en filt eller amningsscarf för mer integritet.
- Informera dig i förväg om platser som är vänliga för amning.
- Hitta andra mödrar i samma situation. Ibland kan det vara till hjälp att prata med andra mödrar och amma tillsammans.

„Var modig, tro på ditt självförtroende och kom ihåg att du har rätt att amma din bebis var som helst där du känner dig bekväm."

Kom ihåg att du inte är ensam och att många mödrar har haft liknande erfarenheter. Amning i offentligheten blir lättare med tiden och du kommer att hitta sätt som fungerar bäst för dig.

13

Kost och hälsa för modern

Rekommenderad kost under amningstiden
Balanserad kost:
En näringsrik och balanserad kost är avgörande.

Hälsosamma snacks

Ha hälsosamma snacks redo som är lätt-illgängliga, såsom nötter, frukt, yoghurt eller fullkorns-kex kan vara bra alternativ.

Vätskeintag

Se till att få i dig tillräckligt med vätska, särskilt vatten. Det kan hända att du plötsligt känner dig väldigt törstig under amning. Att ha en vattenflaska nära till hands är en praktisk vardagshjälp.

Fysisk återhämtning efter förlossningen

Tillräckligt med vila

Använd ditt barns sovtid för att själv få tillräckligt med vila. Återhämtning är viktigt för att bättre hantera de utmaningar som vardagen och amningen innebär.

Måttlig motion

Inför lätta övningar i din vardag för att främja din fysiska hälsa. Promenader utomhus eller mjuka stretchövningar kan vara till hjälp.

Observera

Innan du börjar träna, se alltid till att konsultera din läkare eller barnmorska.

Egenvård

Planera regelbunden tid för egenvård, vare sig det är ett avkopplande bad, läsa en bok eller andra aktiviteter som ger dig glädje.

14

Avsluta amningen

Att avsluta amningen är en personlig process som kan variera från mamma till mamma. Här är några överväganden om timing och gradvis tillvägagångssätt.

När och hur man avvänjer

Tidpunkten för avvänjning kan vara individuell. Vissa mödrar ammar sitt barn över det första året, medan andra ammar kortare tid eller inte alls.

Gradvis tillvägagångssätt

För att underlätta övergången, minska amningsmåltiderna successivt. Detta möjliggör en mjuk anpassning för både din kropp och ditt barn till förändringarna.

Emotionella aspekter av avvänjning

Det är normalt att ha blandade känslor vid avvänjning. Många mödrar upplever en blandning av lättnad, sorg eller glädje. Varje fas av amningen är unik och kan väcka olika känslor.

Avslut och ytterligare resurser
Var i frid med avslutet av amningen och se förändringen som en betydande milstolpe både för dig och ditt barn.

Naturlig avvänjningsprocess
Den naturliga avvänjningsprocessen är individuell och kan ske på olika sätt. En kvinnas kropp reagerar på barnets förändrade behov och justerar mjölk-produktionen därefter. Gradvis avvänjning kan också ske genom att införa kompletterande föda och andra livsmedel.

De hormonella förändringar som uppstår vid avvänjning kan leda till svängningar i humöret eller känslomässiga reaktioner. Det kan ta några veckor eller till och med månader innan din kropp återfinner balansen.

15

Vikten av emotionellt stöd

Dela dina känslor och bekymmer med din partner, vänner eller i din amningsgrupp.

„Postpartum är en tid av flöde:
Tårarna, mjölken och avslaget."

En tid av så kallad „babyblues"[8] under postpartum är normalt men bör ändå tas på allvar. Dela dina känslor och tankar. Tveka inte att söka professionell hjälp om du märker tecken på förlossningsdepression.

Förlossningsdepression är en allvarlig sjukdom som vissa kvinnor kan drabbas av efter förlossningen. Det uppskattas att cirka 10–15%

---

[8]"Babyblues" hänvisar till en tillfällig känslomässig instabilitet som många mödrar upplever kort efter förlossningen. Det yttrar sig som humörsvängningar, sorgsenhet och irritabilitet och går vanligtvis över av sig självt inom de första två veckorna efter förlossningen.

av kvinnorna drabbas av förlossningsdepression efter förlossningen.

Möjliga symtom kan inkludera:

- **Humörssvägningar**
  Sorg, irritabilitet eller överkänslighet.

- **Sömnproblem**
  Svårigheter att somna eller sova igenom natten, även när barnet sover.

- **Energibrist**
  Överdriven trötthet och brist på energi, även med tillräcklig sömn.

- **Förändringar i aptiten**
  Minskad eller ökad aptit.

- **Ångest eller panik**
  Övertänkande, katastroftankar eller ångest, ibland relaterade till barnet eller andra aspekter av livet.

16

Mina tankar

Amning är en unik upplevelse som varierar från mamma till mamma. Det är viktigt att vara tålmodig med sig själv och söka stöd när det behövs. Kom ihåg att varje mamma har sin egen amningsresa. Din tid med ditt barn kommer att följa dig hela livet, så njut av den fullt ut. För ditt barn är denna tid väsentligt präglad.

Om du har frågor, förslag eller tankar som du vill dela, kontakta mig gärna. Jag ser fram emot att utbyta erfarenheter med andra kvinnor och familjer, och stödjer gärna med min kunskap inom mitt yrkesområde och passion.
Jag önskar dig, ditt barn och din familj all lycka i världen! Jag tror på kvinnans kraft. Jag tror på dig.

*„Födseln är en existentiell upplevelse,
där både barnet och modern föds på nytt."*

FÖRLOSSNING

När jag sammanställde de mest effektiva åtgärderna för förlossningsförberedelser, insåg jag att detta inte skulle vara tillvägagångssättet för den här guiden. Böckerna är fulla av tips och tricks för förlossningen - vi känner till (nästan) alla. Jag skulle säkert kunna lista alla metoder för att främja förlossningen eller lindra smärta och ge råd om olika teorier och metoder. Men i den här guiden vill jag fokusera på kvinnokroppen och dess naturliga styrka, utan en massa „chi-chi".

Till exempel har Michel Odent, en känd fransk förlossningsläkare och författare född 1930, redan betonat vikten av en avslappnad miljö och kvinnans naturliga instinkter under förlossningen. Michel är känd för sitt arbete inom förlossnings-vården och sina insatser för att främja en skonsam och naturlig förlossning.

Han har skrivit många böcker, bland annat "The Gentle Birth", där han presenterar sina åsikter och forskningsresultat om förlossningsvård.

Likt honom, är det viktigt för mig att uppmuntra kvinnor att lita på sina inre resurser och att se födelseprocessen som en naturlig, kreativ handling.

Ina May Gaskin, en annan ledande person inom förlossningsvården, betonar den kvinnliga kroppens kraft och samhällets roll vid för-lossningar. Hon tror på kvinnors förmåga att föda naturligt utan onödiga medicinska ingrepp när de är omgivna av kärleksfulla och stödjande människor. Gaskins bok "Spiritual Midwifery", har inspirerat otaliga kvinnor och barnmorskor världen över och format den moderna barnmorskeverksamheten. Hennes åsikter och erfarenheter kompletterar Michel Odents filosofi och erbjuder ett holistiskt perspektiv på födande.

I den här guiden kommer jag att förklara Dr Dick-Reads åsikter och titta närmare på hans ovärderliga kunskap om sambandet mellan "ångest - spänning - smärtteori".

Jag beskriver djupgående den unika strukturen i det kvinnliga bäckenet, men också de förlossningsmekanismer som bidrar till en hög nivå av självförtroende och mod.

Om du har några frågor eller funderingar är du välkommen att kontakta mig personligen. Jag ser fram emot att få ta del av era synpunkter och erfarenheter.

17

Erfarenheter av förlossningar som barnmorska

Som barnmorska följer jag kvinnor på deras resa genom förlossningen - en resa full av toppar och dalar, känslor och beslut som kan beröra livet och även döden.

Under mina många års erfarenhet har jag bevittnat mångfalden av förlossningar på nära håll. Från naturlig födsel hemma eller på en förlossningsklinik, till vaginal-operativ, naturlig födsel eller kejsarsnitt och högteknologiska förlossningar på sjukhus. Jag har sett allt.
Varje förlossning är unik och medför sina egna utmaningar och glädjeämnen.

Jag har sett och upplevt svårigheterna och hindren i sjukhussystemet, där makt och pengar ofta prioriteras framför kvinnans och barnets välbefinnande.

Den övermedicinska förlossningen, bristen på tid och stöd och tendensen till interventionstunga procedurer. Det kan göra upplevelsen svårare för den blivande mamman och orsaka onödig stress och komplikationer. Trots dessa utmaningar finns det också stunder av djup samhörighet och glädje. Jag har sett kvinnor känna sig stärkta och uppfyllda mitt i förlossningsarbetet och smärtan när de upplever sitt barns födelse. Jag har sett hur miraklet med nytt liv berör människors hjärtan och rör dem till tårar.

Men döden är också en del av denna resa. Jag har följt kvinnor som kämpat med förlusten av sitt barn, vare sig det handlat om missfall, dödfödda barn, aborter eller komplikationer under förlossningen. Jag såg kvinnor vars kroppar kämpade med döden under omständigheterna och det uppstod verkliga nödsituationer. Dessa stunder kännetecknas av djup smärta, men också av medkänsla, stöd och hopp om läkning.

Som barnmorska står jag i fronten och stöttar kvinnor under dessa avgörande ögonblick i deras liv. Jag bevittnar deras styrka, mod och kärlek - och jag är hedrad över att få vara en del av detta dyrbara ögonblick. När ett nytt liv föds och världen förändras. För alltid.

Jag vill ta tillfället i akt att rikta ett stort tack till alla de familjer som jag har haft nöjet att följa - det har varit en ära!

18

Välgrundat beslutsfattande

När ditt barn snart ska födas är det en unik stund full av förväntan och hopp. Under denna speciella tid har du många beslut att fatta.

Det är viktigt att du fattar välinformerade beslut, baserade på dina personliga önskemål och behov.

I dag har du möjlighet att informera dig och få olika åsikter. Det är viktigt att informera sig om alternativen, men det är ännu viktigare att lita på sin egen magkänsla.

Kopplingen mellan din livmoder och ditt hjärta är djup och kraftfull. Den formar din magkänsla och din inre visdom som kvinna.

Kom ihåg att konventionell medicin kännetecknas av ett patriarkat av läkare. Det är av stort värde att vara medveten om denna dynamik och att stå emot känslan av maktlöshet.

Du har styrkan och förmågan att fatta de rätta besluten för dig och ditt barn.

I slutändan är det din förlossning, din erfarenhet och ditt beslut. Lita på din magkänsla och lyssna på din inre röst.

19

Det kvinnliga bäckenet och dess födande kraft

„Move the mother, not the baby!"

Jag tänker ständigt på detta ordspråk under mitt arbete. Under min utbildning såg jag också det motsatta tillvägagångssättet i en klinisk miljö: interventionell förflyttning av barnet. Det var sällan akuta situationer där vi faktiskt var tvungna att flytta på barnet och ingreppet ledde ofta till komplikationer.

Naturen har förberett så att barnet förenar sig med moderns kropp och rör sig ut. Det är därför mycket viktigt att låta kvinnan röra sig, att uppmuntra henne att låta kroppen flöda i takt med sammandragningarna och känslorna, i stället för att manipulera barnet på olika sätt.

Kvinnor som dansade och andades genom värkarna, gravida kvinnor som födde och fick sina barn i en mängd olika positioner - alla dessa erfarenheter hade följande viktiga punkter gemensamt:

Kraften i rörelse

Moderns rörelse ger olika fördelar. Genom att inta olika positioner, som att gå, sitta på huk, stå på knä eller sitta, kan mamman luta och vinkla bäckenet i olika riktningar, vilket gör det lättare för barnet att passera genom bäckenet.

Stöd genom gravitation

Gravitationen är avgörande under förlossningen eftersom den drar ner barnet i förlossnings-kanalen. När mamma rör sig under förlossningen använder hon denna naturliga kraft för att främja förlossningen och stödja barnet på dess väg genom förlossningskanalen.

Underlättning genom muskelavslappning

Dessutom främjar moderns rörelser blod-cirkulationen och slappnar av musklerna i bäckenområdet. Detta underlättar inte bara förlossningen, utan kan också minska smärta och obehag genom att musklerna slappnar av och förlossningskanalen öppnas upp.

Mer utrymme för barnet på ett naturligt sätt

Det kvinnliga bäckenet är en fascinerande och unik struktur som är speciellt utformad för födelseprocessen. Det består av tre delar:

- Det stora bäckenet
- Det lilla bäckenet
- Bäckenbotten

Det stora bäckenet är det du kan se från utsidan. Det ger utrymme för barnet under graviditeten och ger barnet tillräckligt med plats för att röra sig genom förlossningskanalen under förlossningen.

Det lilla bäckenet är smalare och utgör den största delen av förlossningskanalen. Det är här som barnet måste ta sig igenom. Även om det kan verka smalt är det lilla bäckenet flexibelt och kan vidgas under förlossningen så att barnet kan passera igenom.

Det inre lagret är det som är bäckenbotten. Den utgör bäckenets muskulösa "golv" och fungerar som stöd och stängningsanordning för livmoder, tarm och urinblåsa. Under förlossningen spelar bäckenbotten en avgörande roll genom att ge barnet en säker väg ut. Detta lager kallas den mjuka förlossningskanalen och består av fyra olika delar:

- Inre modermunnen[9]
- livmodershalsen[10]
- vagina[11]
- vulva[12]

Bäckenbottenmuskulaturen är fyra centimeter tjock. Den består av tre lager:

- Levatorplattan/muskelaturen[13]
- Diafragma urogenitale[14]

---

[9] Den nedre delen av livmodern som öppnas under förlossningen för att barnet ska kunna passera.

[10] Livmoderstappen, som förkortas och öppnas under förlossningen för att vidga förlossningskanalen.

[11] Den förlossningskanal som barnet kommer ut genom under förlossningen.

[12] En kvinnas yttre könsorgan, inklusive blygdläppar och klitoris.

[13] Det nedre lagret av bäckenbotten som avgränsar bäckenhålan nedtill.

[14] Det mellersta lagret av bäckenbotten som omger urinröret och slidan.

- yttre muskelskiktet[15]

När barnet pressas genom bäckenet trycks dessa lager isär och vecklas ut så att de ligger kant i kant mot varandra. På så sätt förlängs bäckenbotten från sin ursprungliga tjocklek på 4 cm till upp till 15 cm för att skapa tillräckligt med utrymme för barnet.

Det lilla bäckenet är den del av det kvinnliga bäckenet som barnet föds genom.
Den består av tre huvudområden:

- Bäckenringen/Bäckeningången
- Bäckenhålan
- Bäckenutgången

Under förlossningen rör sig barnet i en spiral genom bäckenet. Denna rörelse gör att barnet försiktigt kan pressas genom det trånga bäckenet och anpassa sig till de naturliga kurvorna och böjningarna i förlossningskanalen.

---

[15] Det yttersta lagret av bäckenbotten, som består av olika muskler och omger de yttre könsorganen.

På grund av hormonella förändringar under graviditeten mjukas sakroiliaclederna[16] och symfysen[17] upp.
Detta ger bäckenet mer rörlighet och gör att det kan anpassa sig till barnet under förlossningen.

Rörligheten i sacroiliaclederna kan påverka blygdbensfogdens position.

När benen sträcks ut förskjuts också blygdbenets riktning. Detta resulterar i att **bäckenet får 1 cm mer utrymme** och barnets huvud kan lättare passera bäckeningången.

Med kraftigt böjda ben, t.ex. i en djup **knäböj**, förflyttas blygdbenet uppåt så att **bäckenutgången** längsgående diameter **förlängs** med **2 cm** och barnet kan födas lättare.

---

[16] Sacroiliaclederna förbinder bäckenet (lat. ilia) med korsbenet (lat. sacrum) och spelar en viktig roll för bäckenets stabilitet och rörlighet.

[17] Symfysen är en fibrös led mellan blygdbenen (lat. os pubis) på framsidan av bäckenet. Den stabiliserar bäckenet under graviditet och förlossning.

Studier har visat att på grund av de rörliga sacroiliacalederna är blygdbenet rörlig, även utan en förändring av kvinnans position.

Ändå är det rekommenderat att använda rörelsen för att skapa mer utrymme för barnet.

Svanskotan erbjuder också en viss rörlighet, som bara kan användas i begränsad utsträckning när en kvinna ligger på rygg. När **svanskotan kan röra sig** fritt böjer den sig bakåt och **vidgar** därmed **bäckenutgången**.

20

Urinblåsan
under förlossningen

Urinblåsan är ett anmärkningsvärt organ som spelar en viktig roll under förlossningen. Dess huvudsakliga funktion är att lagra urin och sedan tömma den på ett kontrollerat sätt. Men under graviditeten och särskilt under förlossningen kan urinblåsan också göra sig påmind på andra sätt.

Under värkarbetet och den aktiva fasen av förlossningen trycker barnet på moderns urinblåsa, vilket kan leda till ett ökat behov av att kissa. Det är viktigt att förstå att detta ökade behov av att kissa under förlossningen är normalt och inte bör orsaka oro.

Under induktionsperioden rekommenderas det att den födande kvinnan går på toaletten och tömmer blåsan ungefär varannan timme. En full blåsa har en värkhämmande effekt och hindrar samtidigt barnets huvud från att komma in eller ner.

21

Oxytocin -
sex och födelse

Sexualitet är en viktig och ofta underskattad aspekt av förlossningsprocessen. Det kan låta förvånande, men sensualitet kan spela en viktig roll under förlossningen. Många känner inte till att sexuell stimulans under förlossningen kan främja frisättningen av hormonet oxytocin, även känt som "kärlekshormonet", spelar en central roll i förlossningen.

Under förlossningen kan stimulering av bröstvårtor, könsorgan eller andra erogena zoner stimulera frisättningen av oxytocin och därmed öka sammandragningarnas intensitet.
Denna naturliga stimulans kan stödja födelseprocessen och hjälpa förlossningen att bli mer effektiv. Om du har sex under förlossningen kommer avslappningen och din orgasm att främja mer bekväma och regelbundna samman-

dragningar, vilket kommer att hjälpa livmoder-
halsen att öppna sig försiktigt. Mannens spermier
innehåller också prostaglandiner. Dessa är
hormoner som främjar värkarbetet.
Det används även på förlossningen som ett
artificiellt induktionsmedel.

Vi blir på naturlig väg gravida genom sexuell
intimitet. I samtliga fall, oavsett om det sker
genom fertilitetsbehandling eller på konventionellt
sätt, blir vi gravida genom våra kvinnliga
fortplantningsorgan. Det är en naturlig process
som understryker sambandet mellan sexualitet
och födelse.

Varför ska födelse genom könsorganen uteslutas
från sexualiteten när allt hänger ihop?
Det finns enskilda situationer, t.ex. trauman, som
kan leda till att sexualiteten upplevs som
obehaglig under förlossningen. Men även i dessa
fall är det viktigt att inse att detta kan leda till en
blockering snarare än framsteg.

Om en kvinna strävar efter en heltäckande
förlossningsförberedelse är det viktigt att även ta
upp hennes sexualitet. På så sätt kan hon få en

helande förlossningsupplevelse, som stärker hennes kontakt med sin kropp och sitt barn.

Inom klinisk obstetrik administreras syntetiskt oxytocin ofta, både som värkstimulerande men också profylaktiskt mot kraftiga blödningar. För vad gör oxytocin? - Det påverkar livmodern så att den drar ihop sig och slappnar av och på så sätt ger upphov till sammandragningar.

Med vårt kroppsegna oxytocin blir förlossningen mildare och mindre smärtsam, eftersom kroppen själv doserar oxytocinet beroende på situationen.

Om kvinnan känner sig osäker, ängslig eller stressad minimeras eller stoppas utsöndringen och överskuggas av andra hormoner.

Ett klassiskt exempel är kvinnor som kommer till förlossningsrummet för att de har fått värkar hemma och förlossningen har påbörjats. När de kommer till kliniken är värkarna plötsligt mycket svagare och intervallen mellan värkarna har förlängts. Resan till kliniken, den nya omgivningen och eventuella förändringar under förlossningen, påverkar kvinnans autonoma nervsystem, hormonfrisättningen och i slutändan förloss-ningen. I sådana situationer, vid ångest och stress, frisätter kroppen adrenalin, som är oxytocinets antagonist[18] .

Om kvinnan känner välbefinnande, trygghet och/ eller till och med njutning, säkerställer oxytocin naturliga, hanterbara sammandragningar och en känslomässig känsla av välbefinnande för den födande kvinnan.

---

[18] En antagonist är en substans som blockerar effekten av en annan substans.

22

Värkar och vågor

Under förlossningen och i pauserna mellan värkarna har mamman och barnet en intensiv dialog. Tillsammans formar de rytmen och takten i förlossningen tillsammans.

Termen "vågor" används ofta för att beskriva sammandragningarna under förlossningen och betonar kroppens naturliga, flödande rörelser i förlossningsprocessen. Detta i motsats till den ibland stressande termen "förlossningsvärkar".

Genom att fokusera på olika aspekter av förlossningen och involverar dem i din förlossningsförberedelse, kan du förbereda dig och se fram emot en optimal förlossnings-upplevelse.

En positiv attityd och kunskap om förlossningens naturliga förlopp kommer att uppmuntra och stärka dig när du förbereder dig för den kommande händelsen.

Det är viktigt att du har förtroende för din kropp och för din kropps förmåga att hantera förlossningen på ett naturligt sätt.
Sammandragningar är vanliga kontraktioner av livmoderns muskler under graviditet och förlossning.

Livmodern, som även kan kallas "födselmotorn", producerar dessa kraftfulla rörelser.

<u>Det finns olika typer av värkarbete:</u>

- **Sammandragningar under graviditet**
  Okoordinerade sammandragningar som uppstår i början av graviditeten och som ofta upplevs som en spänningskänsla. De främjar blodcirkulationen i moderkakan och stödjer livmoderns tillväxt.

- **Förvärkar**
  Även känt som Braxton Hicks. Dessa inträffar mot slutet av graviditeten. De utvecklar den inre modermunnen, mjukar upp livmoderhalsen och

för barnet djupare in i bäckenet. De uppträder cirka fyra veckor före beräknad förlossning, är oregelbundna och mindre intensiva än riktiga värkar, men tjänar till att förbereda moderns kropp för förlossningen.

- **Öppningsskedets värkarbete**
Början på förlossningen - delas in i latensfas och aktiv fas.
Defineras av först orytmiska värkar i latensfasen, för att sedan bli rytmiska och blir gradvis längre och mer intensiva i den aktiva fasen. Värkarna når sin höjdpunkt efter ca 60 sekunder och förekommer var 4-5:e minut. Dessa värkar får livmoderhalsen att öppna sig och hjälper barnet att röra sig in i förlossningskanalen.

- **Utdrivningsskedets värkarbete**
Värkarnas höjdpunkt
De är särskilt intensiva och uppträder med kortare intervall på ca 2-3 minuter. De hjälper till att vidga förlossningskanalen och att pressa barnet framåt genom bukens ökade tryck.

Mamman känner ett oöverstigligt behov av att

trycka på[19] för att få ut barnet genom förlossningskanalen.

• **Efterbördsskedets värkarbete**
Det inträffar efter barnets födsel och hjälper till att minska storleken på moderkakans fäste och att stoppa såret från att blöda. Mer om detta i kapitel "Efterbördsskedet".

---

[19] Man kallar detta för att "krysta". Personligen föredrar jag att tala om att pressa eller skjuta på. Det beror på att mamman faktiskt pressar sitt barn till världen. Dessutom trycker många kvinnor automatiskt in luften i huvudet istället för att trycka nedåt när de blir ombedda att krysta.

23

Bristningen
av fosterhinnorna

Den inre fosterhinnan (lat. amnion) är en tunn struktur som omger barnet i livmodern. Den består av två lager: det så kallade amnion, som direkt omger barnet, och det så kallade korion, som täcker livmoderns inre yta.

Fostersäcken är fylld med fostervatten, som skyddar barnet och stöder dess utveckling.

Typer av vattenavgång

- Spontan bristning av fosterhinnorna
  Inträffar utan yttre påverkan. Fostervattnet brister och vätska rinner ut från slidan.

- Konstgjord bristning av fosterhinnorna
  Även kallat hinnsprängning. Framkallas genom att förlossningsläkaren punkterar fostersäcken,

t.ex. för att påskynda förlossningen.

- För tidig bristning av fosterhinnorna
Inträffar innan förlossningen påbörjas,
oavsett graviditetsvecka.

- Tidig bristning av fosterhinnorna
Inträffar under det första skedet av för-
lossningen när livmoderhalsen öppnas.

- Punktlig bristning av fosterhinnorna
Detta inträffar när fosterhinnan spricker när
livmoderhalsen är helt utvidgad.

- Fosterhinnorna brister högt upp
Bristningen sker ovanför livmodermunnen,
vilket innebär att den nedre delen av
fostersäcken och livmoderhalsen förblir intakta,
men att fostervatten fortfarande läcker ut.
Detta kan fastställas genom olika tester. Din
barnmorska eller läkare kan hjälpa dig med
detta.

- Dubbel bristning av fosterhinnorna
Efter en tidigare bristning av fosterhinnorna
högt upp kan fostersäcken brista en andra

gång, denna gång i nedre området vid livmodermunnen.[20]

Känna igen och hantera vattenavgång

Vattenavgång kännetecknas av en plötslig vätskeutsöndring från slidan. Denna vätska kan vara klar eller något gulaktig, något blodig och har en karakteristisk lukt. Ibland finns det vita partiklar i fostervattnet. Dessa är delar av vernix, som barnet har som ett skyddande lager på huden. Om fostervattnet är mycket blodigt eller tjockt och grönt som ärtmassa bör du kontakta en barnmorska eller läkare.

En bristning av fosterhinnorna kan inträffa när som helst i alla stadier av graviditeten, men i de flesta fall inträffar det runt det beräknade förlossningsdatumet, d.v.s. runt den 37:e till 42:a graviditetsveckan.

Om fosterhinnorna brister före början av den 37:e graviditetsveckan, bör du uppsöka läkare, eftersom det kan vara ett tecken på för tidig födsel eller andra avvikelser.

---

[20] Ovipolen är den nedre delen av fostersäcken som omger det ofödda barnets huvud och måste öppnas under förlossningen så att barnet kan komma ut genom förlossningskanalen.

Om vattenavgången inträffar efter den 37:e graviditetsveckan, kan mamman vänta och se om det inte finns några andra avvikelser som t.ex. hög blodförlust, smärta, grönt eller illaluktande fostervatten. Mamman kommer att ha en magkänsla för barnet och situationen. Barnet kommer förmodligen att röra sig mycket runt tiden för vattenavgången. Mamman bör därav vara uppmärksam på hur barnet och hennes kropp fortsätter att bete sig. Om du är osäker är det bra att kontakta din barnmorska eller läkare. Om inga sammandragningar kommer av sig själva inom 24 timmar efter att fosterhinnorna brustit, kan hon prata om detta med sin barnmorska. Det är ofta bra att ta ett avslappnande bad och koppla av.

På sjukhuset sätts förlossningen vanligtvis igång med konstgjorda metoder 24 timmar efter att fosterhinnorna brustit om inga vidare tecken påvisar att förlossningen fortskrider. Detta beror ofta på oro för infektioner eller andra förlossnings-risker. Det finns många olika faktorer som påverkar hur man hanterar en bristning av fosterhinnorna, så det är bra att observera sin kropp noga och överväga sina beslut. Det finns kvinnor som går omkring i flera dagar med en öppen fostersäck tills de föder utan komplikationer. Små revor, som ofta är fallet med brustna fosterhinnor, kan också sluta sig igen. I vilket fall som helst producerar kvinnokroppen mer fostervatten så att barnet inte lämnas "på torra land". Andra kvinnor drabbas av infektioner och deras barns hälsa äventyras.

Det är viktigt att ta vattenavgång på allvar och att reagera på lämpligt sätt för att säkerställa moderns och barnets hälsa.

Jag känner till båda sidorna: den aktiva och den avvaktande. Du bör alltid ha i åtanke att ditt vatten förmodligen inte har gått utan anledning, utan att det försöker berätta något för oss. Låt oss lyssna noga - låt oss uppleva en naturlig förlossning.

24

Hemligt recept för mod

Under min utbildning använde några kollegor följande ord för att uppmuntra kvinnor under den sista fasen av förlossningen:

„Att fortsätta med mod och styrka."

Dr Grantly Dick-Reads teori, känd som **anxiety-tension-pain-teorin**, ligger till grund för många moderna förlossningsförberedelsemetoder.

Hans teori är att rädsla och spänning under förlossningen leder till smärta och komplikationer, medan avslappning och självförtroende kan göra förlossningsprocessen lättare.

Teorin om rädsla, spänning och smärta bygger på observationen att kvinnor som spänner sig under förlossningen på grund av rädsla och ångest, är mer benägna att drabbas av svår smärta och längre förlossningstider.

Dr Dick-Read hävdade att den kvinnliga kroppen är utformad för att kunna klara av förlossningen på ett naturligt sätt när den försätts i ett tillstånd av djup avslappning. I detta avslappnade tillstånd kan musklerna arbeta mer effektivt och förlossningsprocessen kan gå smidigare.

Dessa tekniker inkluderar andningsövningar, progressiv muskelavslappning, visualisering och självhypnos. Yogaövningar, hypnobirthing, meditation och affirmationer fungerar också enligt samma princip.

Syftet är att uppnå ett **tillstånd av djup avslappning under förlossningen för att minska smärtan** och **underlätta** förlossningsprocessen.

Genom att regelbundet öva på dessa tekniker under graviditeten kan du lära dig att slappna av under förlossningen och övervinna din rädsla.

Kraften har getts till dig

Använd dina mentala och fysiska resurser för att grunda och förlita dig på den.

Gå in i förlossningen med mod. Din inställning är avgörande för en positiv förlossningsupplevelse.

25

Förberedelser
inför förlossningen

Det finns otaliga sätt att förbereda sig inför en förlossning. Från naturläkemedel och massage, till olika fysiska och mentala övningar. Vissa har en hög bevisnivå, andra har förevigats i folkmun. I den här guiden vill jag fokusera på det väsentliga:

- **Informera dig själv**

  Ta reda på mer om de vanliga procedurerna och skriv en förlossningsplan för att dokumentera dina önskemål och idéer. Även om en förlossning sällan går enligt planerna, är det viktigt att veta vad du vill och vad du inte vill.

- **Håll dig i form**

  Tänk på förlossningen som ett maratonlopp

och förbered dig fysiskt för det. Regelbunden motion och konditionsövningar kan hjälpa dig att bygga upp din uthållighet och styrka, på samma sätt som en idrottsman förbereder sig för en tävling.

- **Övningar med partner**
Träna regelbundet med din partner inför förlossningen. Din barnmorska eller doula kan rekommendera särskilda övningar för att hjälpa er båda att förbereda er inför förlossningen.

- **Näring**
Se till att du äter en kost som är rik på näringsämnen och som stöder dina energi-nivåer inför förlossningen.

- **Avslappningsövningar**
Lär dig att slappna av i kroppen, särskilt i bäckenbottenmuskulaturen. Utveckla en känsla för hur du spänner och slappnar av i slidan.

- **Visualisering**
Föreställ dig din drömförlossning varje dag och använd visualiseringstekniker som affirmationer för att främja en positiv inställning. Dessa

mentala övningar kan hjälpa dig att övervinna rädslor och förbereda dig för en positiv förlossningsupplevelse.

26

Sen avnavling - varför?

Navelsträngen fungerar som en livsviktig länk mellan mor och barn och överför syre och näringsämnen samt återför slaggprodukter.

Navelsträngen består av två navelsträngsartärer och en navelsträngsven. Navelsträngsartärerna ansvarar för transporten av syrefritt blod från barnet till

moderkakan.[21] Artärerna kollapsar cirka 1,5 till 20 minuter efter födseln, vilket leder till att navelsträngspulsen avslutas.

Navelvenen transporterar en del av det syrerika blodet från moderkakan till barnets lever. Kollapsen av navelvenen inträffar kort efter

---

[21] Moderkakan, även kallad placentan, bildas av vävnader från både embryot och moderns livmoder. Den utvecklas under tidig graviditet från embryots yttre kotyledon och vävnaderna i livmorväggen. Moderkakan är ett livsviktigt organ som möjliggör utbytet av näringsämnen, syre och avfallsprodukter mellan mor och barn under graviditeten. Efter barnets födelse föds också moderkakan.

kollapsen av navelartärerna, cirka 5-20 minuter efter födseln.

Under förlossningen möjliggör navelsträngens pulsering ett naturligt flöde av det återstående blodet från moderkakan till det nyfödda barnet innan navelsträngen kläms av eller klipps av.

Följande fördelar är kända:

• Optimal tillförsel av syre och näringsämnen till barnet
och näringsämnen till sista stund

• Minskar risken för anemi hos nyfödda och ökar deras järnförråd

• Lättare anpassning till den nya miljön utanför livmodern. Minimerar risken för anpassningssvårigheter

• Stödjer utvecklingen av barnets lungkapillärer och därmed regleringen av naturlig andning

- Ger den nyfödda mer blodvolym jämfört med för tidig avvänjning. **Blodet i naveln står för upp till 30 % av fostrets totala blodvolym!**

27

Efterbördsskedet

När livmodern drar ihop sig lossnar moderkakan från livmoderväggen. Detta sker på grund av livmoderns sammandragning och återgång, vilket gradvis minskar storleken på moderkakans fästpunkt. Moderkakan i sig kan inte dra ihop sig, men lossnar från livmodern genom sammandragningarna.

Moderkakan lossnar i ett område av livmoderväggen som har den lösaste strukturen och därför erbjuder minst motstånd. En del av livmoderväggen förblir fäst vid moderkakan, medan den andra delen förblir fäst vid livmoderväggen.

Intaktheten hos detta yttersta vävnadslager, som härstammar från modern, är en indikator på att efterbörden är komplett och att inga delar av moderkakan saknas. Det är viktigt att notera om alla delar av moderkakan och hinnorna har fötts.

Barnmorskan avlägsnar moderkakan och dess hinnor eller kan hjälpa dig att göra det själv.

Moderkakan lossar normalt inom 10 till 30 minuter efter barnets födelse. Denna tidsram kan variera beroende på de individuella omständigheterna och förloppet kan variera. I vissa fall kan det också ta längre tid. Om det inte finns några ytterligare avvikelser kan du slappna av och vänta upp till en timme efter barnets födelse, förutsatt att inget oxytocin[22] gavs under förlossningen.

Att efterbörden föds är en naturlig och viktig del av förlossningsprocessen. Noggrann övervakning och stöd av denna process säkerställer att mamman förblir frisk.

<u>Det finns olika alternativ för vad du kan göra med moderkakan, här är några exempel:</u>

Att äta moderkakan

Vissa kvinnor äter en liten bit av moderkakan direkt efter förlossningen, rå eller tillagad,

---

[22] Om oxytocin har getts för att sätta igång värkarbetet eller profylaktiskt efter förlossningen, väntar man upp till 30 minuter. Om moderkakan inte har lossat vid det laget är det lämpligt att vidta åtgärder.

eftersom det kan ha positiva hälsoeffekter, även om detta är kontroversiellt. I djurvärlden är detta dock helt normalt, främst av två skäl: skydd mot rovdjur som kan lockas fram av av förlossningsresterna och som en energikick efter födseln.

Rituell användning
I vissa kulturer och andliga kretsar anses moderkakan vara helig och kan begravas rituellt eller användas på andra sätt.

Plantering
Att plantera ett födelseträd på moderkakan kan vara en vacker påminnelse.

Medicinsk användning
I vissa fall används moderkakan för medicinska ändamål, t.ex. för framställning av kosttillskott, kosmetika eller för utvinning av stamceller för medicinska forskningsändamål.

Avfallshantering på sjukhus
På de flesta sjukhus kasseras placentan som medicinskt avfall.

28

Förlossningsplan
Checklista

Jag har skapat en checklista för din födelseplan, som du kan använda och anpassa för dina egna idéer:

- **Förlossningsplats och personal**
  Var skulle du vilja föda? På sjukhus eller hemma?

- **Medföljande personer**
  Vill du att någon ska följa med dig under förlossningen? Om ja, vem får och vem får inte följa med under några omständigheter?

- **Positioner under förlossningen**
  Vilka positioner vill du inta under förlossningen? Har du förlossningshjälpmedel som en

förlossningspall eller förlossningspool till ditt förfogande?

- **Metoder för smärtlindring**
  Vilka smärtlindringsmetoder skulle du vilja använda? Till exempel andningsteknik, massage, avslappningsövningar eller smärtstillande medel som lustgas, epidural[23], homeopatiska medel eller akupunktur?

- **Hantering av ingrepp**
  Vad tycker du om medicinska ingrepp som igångsättning av förlossningen, CTG-övervakning[24], episiotomi[25], förlossningshjälp

---

23 Periduralanestesi (epidural) är en form av smärtlindring vid förlossning där ett bedövningsmedel injiceras i epiduralrummet i ryggen för att dämpa smärta i buken och bäckenområdet.

24 CTG står för "cardiotocography" och används för att övervaka barnets hjärtfrekvens och livmoderns sammandragningar. På kliniker är det vanligt att övervaka CTG kontinuerligt av juridiska skäl. Det är dock också möjligt att utföra sporadisk hjärtfrekvensövervakning.

25 En episiotomi är ett kirurgiskt snitt som görs under förlossningen för att förstora vaginalöppningen och minska risken för bristningar i perinealvävnaden eller för att avsluta förlossningen snabbare.

med yttre press[26] , förlossningshjälp med medicinsk sugklocka eller tång ?[27]

- **Navelsträng**
Vill du låta navelsträngen pulsera ut innan den klipps? Vem ska klippa navelsträngen? Vill du ha en lotusfödsel?[28]

- **Hudkontakt efter förlossningen**
Vill du ha omedelbar och/eller oavbruten hudkontakt med ditt barn efter förlossningen?

- **Moderkakan**
Hur vill du hantera placentan?
Se kapitel 11 "Efterbördsskedet"

---

26 Även kallat "Kristeller assistans ", är en kontroversiell metod där förlossningsläkaren trycker på moderns buk för att forcera krystningen. Den kan användas i nödsituationer.

27 I denna metod används specialinstrument som sugklocka eller tång för att stödja barnet under förlossningen, framförallt om det finns svårigheter att föda naturligt.

28 En lotusfödsel är en metod där navelsträngen inte klipps av omedelbart efter födseln, utan faller av först när den lossnar av sig själv. Ofta efter flera dagar. Under denna tid hålls moderkakan ihop med barnet och kan ha olika rituella eller andliga betydelser.

- **Amning**
  Vill du amma ditt barn direkt efter födseln? Om inte, skulle du vilja ge kolostrum?

- **Anknytning**[29]
  Vilka åtgärder vill du vidta för att främja bindningen till ditt barn?

- **Administrering av läkemedel till dig**
  Är du öppen för att administrera läkemedel under förlossningen? Om ja, vilka?

- **Administrering av läkemedel till barnet**
  Under vilka omständigheter går du med på att ge medicin till ditt
  nyfödda barnet?

- **Önskan om lugn och avskildhet**
  Skulle du vilja ha ostörd tid med ditt barn efter förlossningen?

---

[29] Anknytning beskriver det nära känslomässiga bandet mellan föräldrar och deras nyfödda barn efter födseln.

- **Ytterligare önskemål och preferenser**
  Finns det några andra önskemål eller idéer som bör beaktas?

- **Akuta situationer**
  Om komplikationer uppstår, vem ska fatta beslut om du inte längre kan göra det?

Genom att besvara dessa frågor och tydligt meddela dina önskemål kan du bidra till att förlossningen uppfyller dina förväntningar och att du och ditt barn känner er trygga och säkra.

29

Mina erfarenheter av förlossningen som mamma

Födelsen av mitt förstfödda barn

Jag födde mitt första barn när jag var 21 år gammal. Trots att jag då utbildade mig till hälso- och pediatriksjuksköterska, hade jag ingen aning om vad som väntade. Jag ville föda "naturligt" och deltog också i en förlossningsförberedelse- kurs med min barnmorska.

Tyvärr lärde hon mig knappt något som var värt att veta eller gav mig några bra övningar, så jag kände mig väldigt osäker när jag skulle föda. Farlig halvdan kunskap gav mig en klinisk bild av förlossningen och visade mig inte några lämpliga lösningar för att hantera värkar, smärta och andra vanliga processer.

Jag minns fortfarande att jag skulle ha velat stanna hemma i början av förlossningen för att inte behöva åka in till sjukhuset för tidigt. Min idé om att andas igenom förlossningen, var en promenad i ett lugnt område. I själva verket var det sent på kvällen och min partners föräldrar, som vi bodde ovanför i en lägenhet i ett hus, var oroliga och föreslog en resa till sjukhuset. Jag var lite högljudd under värkarbetet och jag måste erkänna att jag inte riktigt kunde slappna av.

Lång historia kort: Min första förlossnings-upplevelse kännetecknades av en lång latensfas, oron för att min livmoderhals aldrig skulle öppna sig helt, ändlösa promenader runt sjukhuset och slutligen en epidural. Den skulle rädda mig från ett kejsarsnitt och, tack och lov, istället för att lindra smärtan ledde till en snabb utdrivningsfas. Vid det här laget var jag helt utmattad och låg bara på sängen i en bugposition och lät det hända mig. Jag orkade bara med nöd och näppe vägra en episiotomi (klipp för att vidga vulvans öppning), som de hotade mig med om jag inte krystade ordentligt. Plötslig såg jag bara en slapp bebis ligga på mitt bröst. Jag kunde inte se något ansikte, inget kön, bara de små händerna. Allt hände plötsligt så snabbt, efter att jag flera timmar tidigare trott att det aldrig skulle ta slut. Det kändes extremt overkligt.

Det hände några saker som fortfarande tynger mig. Det kan låta som småsaker, men vi kvinnor är mycket sårbara, särskilt under förlossningen. Du kan föreställa dig det så här:

Som om vi öppnar våran kropp och vagina, våran själ och vårat hjärta, på vid gavel för att föda och ta emot nytt liv.

Beröringar, frågor, kommentarer, blickar och gester kan plötsligt uppfattas mycket mer intensivt eller till och med upplevas som sårande. Jag skulle ha föredragit att dra mig tillbaka med min bebis så att jag kunde lära känna honom, vila och inte behöva gå igenom alla samtal och uppföljningsundersökningar.

Det sägs att barnafödande är den enda blind date där man kan vara säker på att träffa sitt livs kärlek. Jag vet att det inte är sant för alla kvinnor. Och det är helt okej. För mig var förlossningen inte en stärkande upplevelse och amnings-perioden som följde var mer smärtsam än romantisk. Men jag hade känslan av att vara full av kärlek till mitt barn från allra första sekund, från det positiva graviditetstestet till förlossningen. Utan denna förlossningsupplevelse hade jag kanske inte velat föda mitt andra barn hemma. Jag är övertygad om att ingenting händer av en slump och jag är tacksam för dessa erfarenheter. Med den andra förlossningen kunde jag sluta fred med min första förlossningsupplevelse.

Födelsen av mitt andra barn

Sedan den 36:e graviditetsveckan hade jag dagliga sammandragningar, ibland samordnade på kvällen, ibland mer som en känsla av tryck när jag gick. Efter massage, våra partnerövningar (stretching + andning) eller mina meditationsfaser blev sammandragningarna starkare, men de var svagare igen varje morgon.

Helgen innan jag avslutade min 40:e graviditets-vecka började dessa vågor på morgonen och på lördagskvällen blev de för första gången så intensiva att jag var tvungen att krama min mans hand under bordet på familjefesten. Det påminde mig om de sammandragningar jag hade när mitt första barn föddes. Jag är definitivt av åsikten att förlossningar/förlossningssmärtor trycks undan och glöms, annars skulle mänskligheten förmodligen vara utrotad vid det här laget.

Men i det här fallet blev sammandragningarna inte starkare, utan avtog, med endast lätt blödning på söndag morgon.

Min plan var att fortsätta med förlossningen "naturligt", jag ville äntligen få se min bebis! Klassisk otålighet före födseln knackade på min dörr....

Vi bastade på fredagen och på lördagen hade vi en familjefest med massor av kulinariska läckerheter och trevliga samtal. På söndagen tog vi en två timmar lång promenad i skogen med vår hund Buddy. Det här var en viktig händelse för mig, eftersom vi gifte oss på den här platsen för nästan exakt ett år sedan.

„Jag har ställt in alla mina sinnen på födseln."

Efter den långa promenaden bestämde jag mig för att avstå från min tidigare plan att dammsuga bilen och valde istället en tupplur. Man vet aldrig hur natten kommer att bli. Det var bra! För under prime time på kvällen hade jag sammandragningar varannan minut, uthärdliga men koordinerade. Vi gick till sängs strax före midnatt.

Runt halv tre på morgonen vaknade jag av att det drog regelbundet i magen. Först rullade jag upp ur sängen och gick på toaletten. Sedan gosade jag med min man igen och slappnade av i både kropp och sinne. Varje gång en våg kom andades jag försiktigt och klamrade mig fast vid hans arm. Han sov vidare, jag ville inte väcka honom för tidigt.

Det gick bra i tre eller fyra värkar, men jag kunde inte ligga där längre. Så jag gjorde i ordning allt: Tände ljus, dämpade belysningen i förlossnings-rummet, startade "Homebirth Playlist" och kollade om det var något som saknades. Samtidigt skickade jag ett meddelande till min mamma för att meddela att vi kanske var redo att åka, men att jag skulle vänta tills vidare. Det var bra att vår son redan sov hos henne - hon hade förmodligen haft rätt instinkt och tagit honom med sig över natten på söndagen, trots att det var en skoldag i morgon. Vetskapen om att Noam var omhändertagen fick mig verkligen att slappna av, så att jag kunde koncentrera mig helt på förlossningen. Jag pendlade fram och tillbaka mellan toaletten, pilatesbollen och skötbordet fram till halv fem och cirklade runt mitt bäcken. Jag undersökte mig själv och rörde mitt bäcken i cirklar. Jag blev genast orolig för att livmoderhalsen inte skulle öppna sig utan en epidural som förra gången, men jag avfärdade rädslan!

Efter två timmar blev sammandragningarna mycket intensivare och jag ville inte längre vara ensam. Jag väckte min man men sa till honom att det skulle dröja ett tag till. Han var genast på plats och började med de sista förberedelserna inför förlossningen - att lägga ut presenningen och ta hand om hunden. Sedan masserade han mig, höll om mig och pratade med mig. Han var avslappnad hela tiden, en riktig klippa, även i de senare stadierna av förlossningen. Jag älskade honom ännu mer under förlossningen än vad jag redan gjorde. Han utstrålade så mycket trygghet och kärlek, Oxytocin i överflöd!

Jag kontrollerade snabbt barnets hjärtslag och allt var bra! Sammandragningarna blev mer intensiva och vi valde alternativet "vatten" för att lindra smärtan. När jag satt i badet masserade han mina axlar under värkpauserna och höll mig på ryggen under värkarna. Jag tyckte att mottrycket på mitt korsryggen var skönt.

Det var redan ljust ute, intervallen mellan värkarna blev längre, jag var orolig för att det skulle stanna av. Jag ville inte ha en latensfas, jag ville att det skulle fortsätta! Jag undersökte mig själv snabbt: livmoderhalsen 3 - 4 cm öppen, äntligen!

Trots de längre intervallerna blev värkarna genast intensivare och jag var tvungen att följa med. Nu ville jag också meddela barnmorskan att hon kunde förvänta sig "födsel" idag. Vi slog hennes nummer, men undvek medvetet jourtelefonen ifall hon fortfarande sov; jag ville inte väcka henne. Klockan var strax efter sju. Hon svarade inte. Vi väntade lite till, det blev mer smärtsamt och jag ringde igen - hon sov förmodligen fortfarande. Strax före åtta bestämde jag mig för att ringa journumret och fick henne i luren direkt. Hon var där en halvtimme senare. Perfekt, eftersom det blev mer intensivt snabbare än jag hade förväntat mig.

Jag var ute ur badet igen, vacklade mellan toaletten och att stå och hänga på min man. Jag ville inte prata mer. Jag ville packa upp engångskameran och säga åt min man att ta några snabba bilder, men jag orkade inte längre. Jag blev alltmer likgiltig. Allt omkring mig verkade bli mindre viktigt, liksom musiken och det öppna fönstret. Jag började tappa intresset och ville hellre "åka hem" om jag inte redan hade varit där;-). Jag sa till min barnmorska att hon inte behövde undersöka mig ännu, jag ville ge min kropp tid. Men 10 minuter senare ville jag! Det var så trångt! Livmoderhalsen var nu 7 cm öppen. Wow, det gick plötsligt fort! Hon frågade mig om hon skulle berätta för sin kollega. Jag visste inte riktigt, jag ville inte att hon skulle komma för tidigt.

Det tryckte hårt igen och mina stön blev mycket högre. Jag var tvungen att påminnas om att andas och att inte hålla andan. Kollega informerades. När jag hade stått en lång stund föreslog min barnmorska sidoläge. Jag ville inte ligga ner eftersom jag visste att det skulle pressa hårdare, men jag tillät det. Jag hade rätt - det tryckte på sååå hårt att jag började gråta.
Min barnmorska hittade de rätta orden och ännu fler tårar kom.

„Nu började även min själ att föda."

Jag tog symboliskt mitt barn i handen och vi gick vägen tillsammans. Det gjorde mig ledsen att graviditeten snart skulle vara över. Jag var rädd. Jag ville inte mer. Jag tyckte att det var väldigt svårt att släppa taget.

För varje tår kunde jag släppa taget lättare och värkarna blev starkare.

Under tiden hade den andra kollegan också anlänt. Vi skämtade fortfarande eftersom jag verkligen ville bli klar före lunch. Jag skulle inte kunna hålla ut längre och jag var hungrig. Jag hade ingen aning om vad klockan var, åtminstone något före tolv, och ingen sa vad klockan var.

Klockan bör inte spela någon större roll
roll under förlossningen.

Jag bytte till fyrbent ställning framför soffan, lutad mot min man, precis som jag hade önskat och hade spelat igenom under förberedelserna.

Sedan kontrollerade jag mig själv igen: min livmoderhals var helt öppen, med undantag för en liten sista bit. Jag kände hur det lilla huvudet gled nedåt i sammandragningen. Åh Gud, nu ville jag verkligen inte ha mer!

Men min primitiva instinkt kontrollerade min kropp och tillät inte huvudets bekymmer.

Barnet gled in i min hand med kraften i värkarbetet. När det lilla huvudet föddes vred sig barnet och rörelsen kändes mycket obekväm. Min barnmorska påminde mig om att axlarna fortfarande höll på att anpassa sig och vid nästa värk var hon där - vår dotter Violetta - klockan 10:11 på morgonen.

Född och mottagen av djup kärlek, rotad med mod och styrka i sina föräldrars armar. Violetta såg dagens ljus i sitt mysiga hem. Inga ord kan beskriva hur berikande denna födelse var för oss!

30

Mina tankar

Berättelserna om förlossningar kommer fram i ljuset i många livssituationer.

Jag blir alltid förvånad när jag träffar människor och de får reda på att jag är barnmorska. Det bara bubblar ur dem och jag får snabbt höra många av deras förlossningsupplevelser och deras vänners och familjers upplevelser.

Födelsen är präglande.

Födelsen är nödvändig.

Den följer oss i generationer och manifesterar sätt att tänka och tro. Det finns knappast någon annan händelse som formar människor så intensivt som födseln.

Tyvärr har vi liten kontakt med ursprunget till denna kraftfulla händelse. Människokroppens förmåga är fantastisk, men den överskuggas alltför ofta av medikaliseringens makt.

Att få vara vid kvinnors sida under denna omvälvande och kraftfulla tid är en ära. Det är ett förtroende som aldrig tas för givet – och som gång på gång påminner om hur stark, vis och kapabel en födande kropp är.

*„Postpartum är förmodligen
den vackraste avvikelse i vardagen."*

POSTPARTUM

Välkommen till kapitlet „Den verkliga postpartum-
perioden". Här får du följa med genom de fysiska
och emotionella topparna och dalarna som kan
uppstå efter en förlossning. Som barnmorska vill
jag dela med mig av ärliga insikter och
erfarenheter för att du ska kunna känna dig så
förberedd och trygg som möjligt i denna unika fas
av livet.

Genom mina egna två erfarna postpartum-
perioder har jag blivit mentalt mogen och insett
att dessa erfarenheter har medfört existentiella
förändringar i mitt liv. Jag har lärt mig så mycket
mer om mig själv och även om mina närstående.
Jag har lärt mig språket hos spädbarn och känner
mig sedan dess mycket mer rotad med mig själv.

Varje postpartumperioden är unikt och rymmer
alla känslor. Det är en avgörande upplevelse för
både mor och barn och lägger grunden för
barnets liv.

Jag hoppas dessa kapitel hjälper dig att uppleva tiden efter förlossningen fullt ut och leder dig på din resa av självupptäckande och tillväxt.

31

Historisk bakgrund

Varje postpartumperioden, även känd som den fjärde trimestern eller barnsäng, avser tiden omedelbart efter ett barns födelse. Termen "barnsäng" härstammar från traditionen att mödrar bör vara sängliggande i cirka sex veckor efter födseln. Detta för att återhämta sig och fokusera på omvårdnaden och att lära känna sin nyfödda.

Tidigare präglades barnsäng ofta av rädsla och osäkerhet på grund av okunskap. Dödligheten bland mödrar och barn var hög under denna tid. Medicinska framsteg och förbättrad sjukvård har dock bidragit till att minska riskerna. Dödligheten är idag betydligt lägre jämfört med tidigare tidsåldrar.

Postpartumperiodens betydelse är att ge modern tid att återhämta sig, eftersom kroppen behöver en period av återhämtning efter födseln. Adekvat vila och stöd under denna tid är avgörande för att undvika komplikationer och att främja en hälsosam anknytning mellan moder och barn.

Idag betraktas postpartumperioden som en viktig fas för både fysisk och emotionell hälsa för både moder och barn.

Det är viktigt att blivande föräldrar förbereder sig för denna tid och får det stöd de behöver för att hantera de första veckorna efter födseln på bästa sätt. Omvårdnad och stöd under postpartum-perioden bör vördas och respekteras, eftersom det bidrar avsevärt till mödrars och barns hälsa och välbefinnande.

32

Postpartumperioden börjar

De första timmarna efter födseln markerar en betydelsefull period i en mammas och hennes nyfödda barns liv. Tiden efter födseln kallas också för den fjärde trimestren, eftersom den utgör en fortsättning på utvecklingen av bebisen i livmodern. Under denna tid anpassar sig det nyfödda barnet till livet utanför livmodern och behöver fortfarande intensiv omvårdnad och närhet, liknande den under fostertiden.

Första kontakten

Efter födseln är den första kontakten mellan mamma och barn av avgörande betydelse. Hud-mot-hud-kontakt direkt efter födseln främjar anknytning och stöder regleringen av nyföddas kroppstemperatur. Denna stund av närhet och intimitet lägger grunden för en stark förälder-barn-relation.

Den första måltiden

De första timmarna efter födseln är avgörande för det nyfödda barnets första måltid.

Amning direkt efter födseln främjar inte bara anknytning mellan mamma och barn, utan tillhandahåller också viktiga näringsämnen och antikroppar som stärker barnets immunförsvar.

Särskilt viktigt är kolostrum, den första mjölken som utvecklats speciellt för det nyfödda barnet och innehåller många viktiga näringsämnen och antikroppar.

Världshälsoorganisationen (WHO) rekommenderar att nyfödda bör ammas inom den första timmen efter födseln för att främja amningens framgång och stödja mamma och barns hälsa. Kvinnor som inte vill eller kan amma rekommenderas ändå att ge barnet kolostrumet. Avvänjningen hindras inte av att göra detta.

Den kliniska övervakningen

Under de första timmarna efter födseln är övervakningen av mor och barn av avgörande betydelse för att säkerställa att de återhämtar sig väl och att inga komplikationer uppstår.

En av de första undersökningarna som utförs är så kallad efterskötning, den första barn-undersökningen som enligt riktlinjerna helst ska genomföras efter första timmen efter födseln. Vid efterskötning kontrolleras olika aspekter hos den nyfödda, inklusive:

• Vikt och storlek på bebisen
• Andningsfrekvens och andningsmönster
• Hjärtfrekvens och puls
• Muskeltonus och reflexer
• Hudfärg och hudens beskaffenhet
• APGAR-bedömningen

APGAR är en skala för att bedöma tillståndet hos en nyfödd strax efter födseln.
Förkortningen står för "Activity, Pulse, Grimace, Appearance, Respiration" och utvecklades av den amerikanska läkaren Virginia Apgar.

Denna bedömning görs under de första minuterna efter födseln och hjälper till att bedöma den nyföddas anpassningsförmåga till livet utanför livmodern. Det är en snabb och enkel metod för att kontrollera barnets hälsotillstånd och vid behov vidta ytterligare åtgärder. Efterskötning utförs vanligtvis av en barnmorska, som kontrollerar den nyföddas viktigaste parametrar och rekommenderar eventuellt ytterligare medicinska undersökningar. Om modern föder ensam utför hon denna uppgift själv.

Känslomässiga anpassningar
och hormonella förändringar

Efter födseln genomgår en mamma en rad hormonella förändringar som spelar en viktig roll för att anpassa sig till sin nya roll.

Nivåsänkningen av hormoner som producerades under graviditeten kan leda till humörsvängningar, känt som „baby blues". Dessa emotionella förändringar är normala och brukar försvinna inom några dagar. Födelsen av moderkakan, den så kallade placentan, också känd som efter-bördfasen, är en annan viktig aspekt omedelbart efter födseln. Placentan, som under graviditeten har försörjt barnet med näringsämnen, utvisas nu från livmodern. Modern föder självständigt placentan med hjälp av sina naturliga eftervärkar och gravitationen. Det är fysiologiskt onödigt att aktivt avlägsna placentan.

Tvärtom kan att för tidigt dra i navelsträngen ha allvarliga konsekvenser.

Så det är fysiologiskt för kvinnan att själv föda placentan.
Denna passiva bevakning av vårdpersonalen minimerar risken för komplikationer och främjar moderns naturliga återhämtning efter födseln.

33

De kroppsliga förändringarna

Postpartumblödning

Blödning efter förlossning, även känt som avslag, eller vaginal blödning, som börjar efter förlossningen.

Denna blödning består av vävnad och blod och kan pågå i upp till sex veckor. Under denna tid genomgår avslaget olika faser av färgförändringar, vilka har olika betydelser:

- Under de första dagarna efter förlossningen är avslaget mörkrött, eftersom det fortfarande innehåller blodrester från livmodern.

- Efter några dagar blir postpartumblödning ljusare och kan vara brunaktigt eller rosa.

- Slutligen blir postpartumblödning gulaktigt-vit och blir till sist färglös.

Det är viktigt att notera att avslaget normalt sett inte har någon lukt. En ovanligt stark lukt kan dock vara ett tecken på en infektion och bör kontrolleras av din barnmorska eller läkare.

Postpartum återhämtning

Postpartum återhämtning avser den process genom vilken moderns kropp återgår till sitt tidigare tillstånd efter förlossningen. Detta inkluderar att livmodern krymper, att förlossnings-kanalen återgår till sin ursprungliga form och att de inre organen återvänder till sin ursprungliga position. Denna process kan ta flera veckor till månader och stöds av amning och fysisk aktivitet.

Det är viktigt att vara medveten om de fysiska förändringar som kan uppstå efter förlossningen och att vara ordentligt förberedd på dem. Detta inkluderar att följa hygienrutiner och att regelbundet vila för att stödja återhämtnings-processen. Det är också hjälpsamt att öppet diskutera eventuella farhågor eller frågor med din barnmorska och att acceptera eventuellt stöd från vänner och familjemedlemmar.

Genom att förbereda dig på dessa förändringar och acceptera dem kan du stödja din kropp på vägen till återhämtning och ta hand om dig själv på bästa sätt.

34

Läkandet och vård för modern

Efter förlossningen är det avgörande att modern tar hand om sin återhämtning och sitt väl-befinnande. Ett ordspråk bland barnmorskor lyder:

"Den första veckan i sängen, den andra veckan runt sängen, den tredje veckan hemma och den fjärde veckan runt huset".

Detta illustrerar att mödrar verkligen bör hålla sig i sängen för att optimera sin hälsa. Tiden efter förlossningen är av stor betydelse, eftersom kroppen behöver tid för återhämtning och läkning efter cirka 40 veckors graviditet och kanske ytterligare cirka 40 timmars förlossning. Den som tar sig den här tiden kommer att dra nytta av det på lång sikt - både modern och barnet.

35

Tipps & Tricks
för att lindra besvär

Vila och återhämtning

Ta dig tid att vila och återhämta dig. De första veckorna efter förlossningen är avgörande för din återhämtning.

Sund kost och tillräckligt med vätska

En balanserad kost med mycket färsk frukt, grönsaker, fullkornsprodukter och magert protein hjälper din kropp att återhämta sig och tillhandahålla de nödvändiga näringsämnena. Se även till att få tillräckligt med vätska för att stödja din återhämtning.

Stöd vid amningsbesvär

För mödrar som ammar kan amningsbesvär som såriga bröstvårtor eller mjölkstockningar uppstå. Sök stöd från en barnmorska eller amningsrådgivare för att lindra dessa besvär och framgångsrikt fortsätta amningen.

Kylda kompresser

Vid besvär i området kring mellangården, ett kejsarsnittsärr eller perineala bristningar[30] kan kyliga kompresser, till exempel med johannesörtolja, ge lindring. Lägg en kall trasa på den drabbade platsen för att lindra smärta och främja läkning.

Förebyggande av urinvägsinfektioner

För att förebygga urinvägsinfektioner är det viktigt att regelbundet gå på toaletten, rengöra slidan med rent vatten efter varje toalettbesök och lägga i en ny binda. Drick tillräckligt med vätska för att skölja dina urinvägar och observera tecken på infektion såsom smärta vid urinering eller ökad urinträngningar.

Tömning av blåsan främjar även snabb återbildning av förlossningsorganen.

---

30 Perineala bristningar är sprickor eller skador i området kring perineum, vävnaden mellan slidan och anus, som kan uppstå under förlossningen.

36

Navelvård för den nyfödda

Att vårda din nyföddas navel är en viktig del av de första dagarna och veckorna efter födseln. Syftet med navelvården är att främja uttorkning och mumifiering och att förhindra en infektion i navelns såryta. Beroende på tjockleken på navelsträngsrester kan en eventuell klämma tas bort efter 24 till 48 timmar. Vanligtvis faller navelsträngsresten av efter den 5:e till den 10:e dagen av livet, men det kan också ta längre tid.

Renlighet och torrhet

Håll navelområdet rent, torrt och utanför blöjan. Du kan vika blöjan under naveln och fästa den för att blotta den. Rengör naveln endast med en ren trasa eller bomullspinne fuktad med modersmjölk. Om modersmjölk inte är tillgänglig, använd kokt rent vatten. Under torra förhållanden läker det bäst och kommer sedan att lossna snabbt.

Bad med navelsträngsrester?

Infektioner genom badning med navelsträngs-rester är ovanligt.

Dock motarbetar det mumifierings processen, så det är klokt att vänta med det första badet. Ett bad kostar också ett barn mycket energi, så det är fördelaktigt att undvika det under de första dagarna i livet. Barn föds med ett skyddande fettlager på huden, så kallat „vernix" som vårdar huden och är mer värdefullt än ett bad.

Lufttorkning

Låt naveln torka i luften efter rengöring. Detta främjar läkning och minskar risken för fukt-ansamlingar.

Observera tecken på infektion

Håll utkik efter tecken på infektion så som rodnad, svullnad, var eller obehaglig lukt. Om du noterar sådana symtom, kontakta en barnmorska.

Blödning vid avlossning

Det är möjligt att det blöder lite när navelsträngs-resten lossnar. Det är inte något att oroa sig för. Fortsätt att hålla naveln torr även efter att resten har fallit av.

37

Utvecklingssprång och viktutveckling

Under de första 12 veckorna av ett spädbarns liv sker imponerande utvecklingar som påverkar både viktutvecklingen och barnets färdigheter.

Här är en översikt över de olika faserna och vad du bör veta om dem:

1: a Veckan

Under den första veckan förlorar de flesta spädbarn något i vikt, vilket är normalt. Viktnedgången är vanligtvis cirka 5-7% av födelsevikten.

2: a Veckan

Från och med den andra veckan ökar de flesta spädbarn igen i vikt. En viktökning på cirka 150-200 gram per vecka är vanligt under de första veckorna av livet.

4: a Veckan
Under den fjärde veckan kan spädbarn börja lyfta huvudet när de ligger på magen. Vissa barn börjar också reagera på ljud och följa med ögonen.

6: a Veckan
Under den sjätte veckan kan spädbarn redan hålla huvudet ensamma under korta perioder när de hålls upprätt. De kan också koordinera sina händer och armar och göra målinriktade rörelser.

8: a Veckan
Under den åttonde veckan börjar spädbarn ofta le och interagera mer med sin omgivning. Vissa barn kan också börja göra lätta ljud.

10: a Veckan
Under den tionde veckan kan spädbarn redan titta på och följa objekt eller ansikten med sina ögon. De reagerar också mer på röster och försöker härma dem.

12: a Veckan
Vid den tolfte veckan kan spädbarn redan

medvetet röra sina armar och händer och försöka gripa efter föremål. Vissa barn kan också börja göra sina första ljud som "Ahh" eller „Ooh".

Under dessa utvecklingsfaser kan spädbarn ibland genomgå utvecklingssprång där de blir mer oroliga och gråter mer. Dessa faser är normala och kan vara relaterade till en tillväxt-spurt. Vissa mödrar kan också märka förändringar i sin bröstmjölk under dessa tider, eftersom de kan producera mer eller mindre eller att barnet reagerar olika.

När det gäller viktutveckling ökar de flesta spädbarnen cirka 150-200 gram per vecka under de första tre månaderna. Den genomsnittliga mängden bröstmjölk som spädbarn dricker under denna tid ligger mellan 60 och 120 ml per måltid. Men detta kan variera beroende på behov och individuell situation.

Det är viktigt att övervaka ditt barns utveckling och vid frågor eller bekymmer konsultera din barnmorska eller en amningsrådgivare. Varje barn utvecklas i sin egen takt, och med kärlek, tålamod och uppmärksamhet kan du hjälpa dem att uppnå sitt fulla potential.

38

Praktiska tips kring blöjbyte

Att ta hand om en nyfödd innebär mer än bara att byta blöjor och klä på kläder. Det är viktigt att förstå barnets behov och att tillämpa rätt tekniker för en hälsosam utveckling. Här är några praktiska tips för att ta hand om din lilla älskling hemma.

Avföring hos nyfödda
Bröstmjölksspillning och matsmältning

Efter födseln utsöndrar den nyfödda den första avföringen, kallad mekonium[31]. Därefter kommer bröstmjölksspillning. Detta skiljer sig från avföringen hos äldre spädbarn och flaskmatade barn.

---

[31] Mekonium är den mörka, klibbiga substansen som samlas i tarmen hos en nyfödd och utsöndras inom de första dagarna efter födseln. Den består främst av döda hudceller, fostervatten och matsmältningsvätskor och är en naturlig del av födelseprocessen.

Den är ofta gulaktig och har en tunn till grötliknande konsistens. Men även grönaktig eller orange avföring kan förekomma. Frekvensen av avföring kan variera, men nyfödda har vanligtvis flera avföringar om dagen, ofta efter varje måltid. För flaskmatade barn kan avföringen vara fastare och mindre frekvent än för ammade barn. Det är viktigt att observera konsistensen och frekvensen av din babys avföring för att säkerställa att den utvecklas normalt.

Urinering och kommunikation

Babys kissar ofta, och det är naturligt för dem att visa tecken innan de kissar, som oro eller grimaser. Vissa föräldrar praktiserar "Elimination Communication", där de känner igen sitt babys behov och tar det till toaletten i tid istället för att använda blöjor. Detta kan stärka bandet mellan föräldrar och barn och främja barnets utveckling.

Eliminationskommunikation (EK)
är ett tillvägagångssätt för att uppfostra barn utan blöjor, där föräldrar känner igen signaler från sina bebisar och reagerar på dem innan de kissar eller bajsar i blöjan. Målet är att etablera en tidig kommunikation om barnets behov av urin och avföring för att på lång sikt minska beroendet av blöjor.

Blöjor och rengöring

Om du använder blöjor är det viktigt att byta dem regelbundet för att undvika hudirritation. Tygblöjor är ett miljövänligt alternativ och kan också vara bättre för din bebis hud. Undvik produkter som våtservetter som ofta innehåller kemikalier som kan skada huden. Istället, rengör din bebis hud med varmt vatten och en ren tvättlapp.

För när du är på språng kan du använda en termos och en plastmatlåda för att hålla vattnet varmt och transportera tvättlappen.

39

Sömnvanor och sovmiljö

„Sov när bebisen sover."

Rådet att sova när bebisen sover kommer inte från ingenstans. Särskilt under de första veckorna är mamma och barn huvudsakligen upptagna med amning, blöjbyten och sömn. Och det är bra så, eftersom att uppfylla dessa grundläggande behov kommer att säkerställa återhämtning och god utveckling.

Ett nyfött barns sömnfaser kan variera och är ofta oregelbundna. Ändå kan några allmänna mönster identifieras. Här är sömnfaserna hos en nyfödd med ungefärliga tidsangivelser:

REM-sömn (Rapid Eye Movement)
I denna fas är hjärnaktiviteten hög, och bebisens ögon rör sig snabbt fram och tillbaka. REM-sömn utgör cirka 50% till 80% av en nyfödd sömn och kan pågå mellan 50 och 60 minuter.

Djupsömn

Detta är fasen när bebisen sover som mest stilla. Andningen och hjärtslagen är jämn, och muskelaktiviteten är minimal. Djupsömn varar vanligtvis cirka 20 till 30 minuter.

Lätt sömn

Denna fas ligger mellan REM-sömnen och djupsömnen. Bebisen kan röra sig lättare och reagera på yttre stimuli i denna fas. Lätt sömn varar cirka 20 till 30 minuter.

Vakna faser

Mellan sömnfaserna kan bebisen ha korta vakna faser där den öppnar ögonen, rör sig och kanske vill ha mat. Dessa vakna faser kan vara så korta som några minuter, eller så länge som en timme.

Det är viktigt att notera att nyfödda ofta växlar mellan sömnfaserna och inte har en fast sömn-vak-rytm. De kan gå igenom flera sömncykler inom en kort tidsperiod och sova lika mycket på dagen som på natten. Med tiden kan ett mönster utvecklas och bebisen kan sova längre perioder i sträck.

Dock är det viktigt att veta att nattamningen är bra för hjärnans utveckling och minskar risken för plötslig spädbarnsdöd. Dessutom minskar mjölkproduktionen vid för långa uppehåll mellan amningarna. Så det är en stor fördel om barnet signalerar och vill ammas på natten.

En grundläggande ram
för säker sömn för spädbarn

- Rumstemperatur mellan 16 och 18 grader Celsius
- Samsovning med föräldrarna bredvid den som ammar (mamman)
- Föräldrarna är drog- och rökfria
- Sovsäck istället för en filt för att minimera kvävningsrisken
- Använd inte gosedjur, kuddar eller filtar i barnsängen för att minska risken för kvävning
- Håll barnsängen fri från husdjur för att minska risken för olyckor
- Låt inte barnet sova bredvid syskon för att minimera risken för kvävning eller skador

40

Födandets utmaningar

Förlossningsperioden är en tid av övergång, där allt flyter - mjölken, veckoflödet och ofta även tårarna. Hjärtat är vidöppet. Förlossningen har gjort modern sårbar och samtidigt mottaglig för känslor för sitt barn. Allt har en naturlig ursprung och mening.

Postpartumblödning - Stoppningar
Vissa kvinnor kan kämpa med överdriven och otillräcklig blodförlust eller obehaglig lukt från blödning efter förlossning.
Detta kan vara ett tecken på komplikationer och kräver kontroll av en barnmorska eller läkare.

Eftervärkar
Kroppens återbildning efter förlossningen är en naturlig process som kräver tid och tålamod. Livmodern börjar dra ihop sig efter förlossningen och återgår till sin normala storlek. Detta kan leda

till ryggbesvär, magont och kramper, kända som eftervärkar.

Bäckenbottensvaghet

Vissa kvinnor upplever också ryggsmärta eller svårigheter att hålla urin eller avföring på grund av en svag bäckenbotten, vilket kan kräva målinriktat fysioterapeutiskt stöd.

Förlossningsskador

Efter både en spontan förlossning och efter ett kejsarsnitt kan förlossningsskador uppstå, såsom perineala bristningar,, episiotomier (klippning) eller kejsarsnittsärr.

Dessa skador kan vara smärtsamma och begränsa rörligheten, vilket kan göra återhämtningen svår. Adekvat smärtbehandling och sårvård är viktigt för att stödja läkning och undvika komplikationer.

Känslomässiga förändringar

Hormonförändringar efter förlossningen kan leda till emotionella toppar och dalar, ofta kallade "baby blues".

Vissa kvinnor upplever dock intensivare stämningssvängningar eller postpartumdepressioner, som absolut kräver professionellt stöd. Det är viktigt att ta hand om moderns emotionella välbefinnande och erbjuda stöd vid behov.

Amningsutmaningar

En del mödrar kämpar med amningsproblem som mjölkstockning, ömma bröstvårtor eller otillräcklig mjölkproduktion. Korrekt handledning och stöd från en amningsrådgivare eller barnmorska kan hjälpa till att hantera dessa utmaningar.

Sömnbrist

Ett spädbarns behov av frekventa utfodringar och nattlig vakning kan leda till sömnbrist hos föräldrarna. Sömnbrist kan påverka förmågan att hantera situationen och öka risken för postpartumutmattning.

Ny föräldrarroll

Ansvaret för en nyfödd kan vara överväldigande, särskilt för förstagångsföräldrar. Att anpassa sig till den nya föräldrarollen, förstå barnets behov och organisera sig själv kräver tid och tålamod.

41

Efterföljande samtal förlossningen

Efterföljande samtal efter förlossningen är ovärderligt för dig. Det ger dig möjlighet att reflektera över din förlossningsupplevelse, bearbeta känslor och få svar på frågor. Oavsett om din förlossningsupplevelse var positiv eller negativ kan samtalet efteråt hjälpa dig att få viktiga insikter och stödja dig på din väg som mamma.

Närvaron av en barnmorska under efterföljande samtal är särskilt värdefull. Hon kan erbjuda dig empatiskt stöd, förklara medicinska aspekter och hjälpa till med att bearbeta känslor. Men även andra yrkespersoner som psykologer eller terapeuter, specialiserade på emotionellt första stöd, kan spela en viktig roll.

Att bearbeta din förlossningsupplevelse kan medföra många fördelar. Det låter dig förstå dina erfarenheter, stärker din självkänsla och ökar ditt förtroende i din roll som mamma. Genom att öppet diskutera tankar och känslor i efterföljande samtal kan du adressera och lösa rädslor och bekymmer, vilket kan leda till förbättrad mental hälsa. Uppmuntra dig själv att prata om din förlossningsupplevelse och sök stöd när du behöver det.

Efterföljande samtal ger dig en värdefull möjlighet att bearbeta din förlossningsupplevelse och förbereda dig för din nya roll som mamma. Det kan hjälpa dig att gå starkare från dina erfarenheter och följa med dig på din resa. Våga prata om det, för det kan ge dig stor nytta i ditt liv.

42

Egenvård

Varje fjärde trimester är en tid av övergång och anpassning, där mödrar upplever fysiska, emotionella och mentala förändringar.

Med rätt stöd och omsorg kan utmaningarna i samband med det verkliga fjärde trimestern hanteras, och modern kan fokusera på de värdefulla ögonblicken som kommer med att vårda sitt nya barn.

Hur kan du genomföra egenvård?

Ta dig tid att vila och återhämta dig

Barnmorskans ordspråk säger: "Första veckan i sängen, andra veckan runt sängen, tredje veckan i huset och fjärde veckan runt huset." Se till att få tillräckligt med sömn och stöd din kropp i sin återhämtning.

Hälsosam kost

En balanserad kost med mycket färsk frukt, grönsaker, fullkornsprodukter och magert protein är viktigt för att ge din kropp de nödvändiga näringsämnena och upprätthålla energin för att ta hand om ditt barn. Förbered måltider innan födseln som du lätt kan värma upp för att minska stressen med matlagning. Vänner och familj kan ge närande måltider som gåva istället för materiella saker.

Rörelse

Mjuk träning som promenader utomhus kan inte bara främja fysisk återhämtning utan också bidra till att rensa tankarna och minska stress.

Emotionellt stöd

Sök vid behov stöd från din partner, din familj eller vänner. Det är viktigt att prata om dina känslor och inte vara rädd för att ta emot hjälp.

Minska besökare

För att minimera stressen, minska besök från släktingar och vänner till ett minimum. Använd den här tiden för att koppla av och fokusera på ditt och ditt barns välbefinnande.

Genom att ta hand om dina egna behov och vårda dig själv kan du inte bara förbättra din egen hälsa och ditt välbefinnande utan också vara en kärleksfull och stödjande mamma för ditt barn.

43

Stödmodeller

Varje fjärde trimester är en tid av övergång och anpassning där stöd är av avgörande betydelse. Här är olika modeller för stöd som kan hjälpa mammor att känna sig stöttade och stärkta under denna fas:

Att dela både upp- och nedgångar tillsammans
Partnerskapet spelar en väsentlig roll under veckorna efter förlossningen. Tillsammans kan mamma och pappa uppleva utmaningarna och glädjen i denna tid. Kommunikation, förståelse och starkt ömsesidigt stöd är avgörande för att fungera som ett team och dela ansvaret för barnet och hushållet. Genom att stödja varandra och vara där för varandra kan partner bygga en stark bindning och stärka förtroendet för att tillsammans hantera alla utmaningar.

Hur vänner och familj kan hjälpa till

Stödet från vänner och familj kan vara ovärderligt under veckorna efter förlossningen. De kan ge praktisk hjälp i hemmet, laga måltider, ta hand om äldre syskon eller bara lyssna och erbjuda emotionellt stöd. Genom att tillåta mammor att vila och fokusera på sina babys behov kan vänner och familj hjälpa till att minska belastningen och skapa en positiv miljö för återhämtning.

Bebisens närhet till mamma och pappa

Det är helt naturligt och legitimt att barnet är uteslutande hos mamma och pappa på famnen. Det är viktigt att barnet är i nära (hud-)kontakt med mamman och att det får så få störningar som möjligt.

Den kemiska budbäraren Hexadecanal,

som produceras av hårbotten hos spädbarn, har anmärkningsvärda effekter.

Den ökar aggressionsnivån hos mödrar och minskar den hos fäder. Denna kemiska effekt bidrar bokstavligen till nyföddas överlevnad och motiverar varför vissa mödrar ogärna lämnar sina barn till andra. Det är okej. Det finns ingen brådska.

Närvaron av vänner och familj som respekterar och stödjer den naturliga anknytningen mellan föräldrar och baby kan ha en betydande inverkan på familjens välbefinnande och hjälpa föräldrarna att fokusera på barnets behov.

Rollen som barnmorska och andra specialister
Barnmorskor och andra specialister spelar en viktig roll under veckorna efter förlossningen. De erbjuder inte bara medicinsk support utan också emotionellt stöd och praktiska råd till mammor och deras familjer.

Genom regelbundna besök kan barnmorskor övervaka moderns och barnets hälsa, besvara frågor och hjälpa till att hantera utmaningar. Deras närvaro ger mammor trygghet och förtroende för att de kommer att bli väl omhändertagna under den här tiden.

Mammaomsorg
Omsorgen om mamman är lika viktig som om barnet. Mammor bör ta sig tid att vila, äta

hälsosamt och ta hand om sina egna behov. Egenomsorg är avgörande för att förbli stark och frisk, så att de kan ge bästa möjliga stöd till sina barn.

Hjälp i hemmet

Städhjälp kan hjälpa mammor att fokusera på sin återhämtning och på barnets behov istället för att behöva ta hand om hushållsarbete. Vänner, familj eller professionella städerskor kan hjälpa till med städning, tvätt och andra hushållssysslor för att minska stressen och skapa en stödjande miljö.

Genom att ta emot olika former av stödmodeller kan mammor känna sig stödda och stärkta under veckorna efter förlossningen för att hantera utmaningarna under denna speciella tid.

44

Mammans näringsintag

Rätt näring under veckorna efter förlossningen är avgörande för att främja återhämtningen och ha tillräckligt med energi för att ta hand om den nyfödde. Här är några tips för optimal näring:

Balanserade måltider

Se till att dina måltider är balanserade och innehåller alla viktiga näringsämnen. Färsk frukt, grönsaker, fullkornsprodukter, magert protein och hälsosamma fetter bör utgöra en stor del av din kost.

Tillräcklig vätskeintag

Drick tillräckligt med vatten och andra vätskor för att hålla din kropp hydrerad och stödja produktionen av bröstmjölk. En riktlinje är att dricka 30 ml per kg kroppsvikt som ett minimum. Örtteer och klar soppa är också bra alternativ.

Mellanmål

Ha hälsosamma snacks som nötter, torkad frukt, yoghurt eller fullkornsbröd nära till hands för att hålla energinivån uppe och undvika emotionella svackor och sötsug.

Undvik tomma kalorier

Undvik starkt processade livsmedel, socker-haltiga snacks och alkoholhaltiga drycker. Dessa ger visserligen kortsiktig energi men kan på lång sikt leda till utmattning och obalanserad näring.

Näringsrika livsmedel

Lägg till näringsrika livsmedel i din kost som är rika på järn, kalcium, vitaminer och omega-3-fettsyror. Dessa näringsämnen är viktiga för din egen hälsa och produktionen av bröstmjölk.

Regelbundna måltider

Försök att äta regelbundet och undvik att ha för långa mellanrum mellan måltiderna. Detta hjälper till att hålla blodsockernivån stabil och undvika energidippar.

Fyra hälsosamma receptidéer

Havregrynsgröt med frukt

En lätt smältbar frukost som ger energi och lugnar magen.

Ingredienser:
1 dl havregryn
2 dl vatten eller mjölk (efter smak)
En nypa salt
Färsk frukt efter önskemål (t.ex. bananer, bär, äpplen)
Honung eller lönnsirap för sötning (valfritt)
Kanel eller vaniljextrakt (valfritt)

Instruktioner:
Koka upp havregrynen med vattnet eller mjölken och en nypa salt i en kastrull. Sänk värmen och låt havregrynen sjuda i cirka 5-7 minuter tills de är mjuka och har önskad konsistens. Fyll skålar med havregrynsgröten och garnera med färsk frukt.

Söta vid behov med honung eller lönnsirap och smaksätt med en nypa kanel eller vaniljextrakt.

Stärkande grönsakssoppa

En näringsrik soppa med massor av grönsaker och protein för att stärka dig efter förlossningen. Den är enkel att tillaga och perfekt för dagar när du behöver en värmande måltid.

Ingredienser:

1 msk olivolja

1 lök, hackad

2 vitlöksklyftor, hackade

2 morötter, skivade

2 stjälkar selleri, hackade

1 liten sötpotatis, tärnad

1 kopp gröna bönor, skurna i bitar

1 L grönsaksbuljong

1 burk krossade tomater

1 tsk torkade örter (t.ex. timjan, rosmarin, oregano)

Salt och peppar efter smak

1 kopp kokt quinoa eller linser

Färsk persilja till garnering

Instruktioner:

Värm olivoljan i en stor kastrull över medelvärme. Tillsätt lök och vitlök och stek dem tills de är genomskinliga. Tillsätt morötter, selleri, sötpotatis och gröna bönor och koka dem i cirka 5 minuter tills de blir lite mjukare. Häll i grönsaksbuljongen och de krossade tomaterna i kastrullen och rör om. Tillsätt de torkade örterna och smaka av med salt och peppar. Sänk värmen och låt soppan sjuda i cirka 20-25 minuter tills grönsakerna är mjuka och smakerna har blandat sig. När grönsakerna är mjuka, tillsätt den kokta quinoan eller linserna och koka soppan i ytterligare 5 minuter tills allt har blivit uppvärmt.

Servera grönsakssoppan i skålar och garnera med färsk persilja.

Kvargsufflé med bär

En läcker kvargsufflé med bär, rik på kalcium och protein, vilket är särskilt viktigt under postpartumtiden.

Ingredienser:
500 g kvarg
3 ägg
3 msk socker eller honung
1 tsk vaniljextrakt
En nypa salt
200 g bär (t.ex. hallon, blåbär)
Smör eller olja för att smörja formen

Instruktioner:
Förvärm ugnen till 180°C och smörj en ugnsform.
I en skål blanda kvargen, äggen, sockret eller honungen, vaniljextraktet och en nypa salt tills en jämn smet bildas. Rör försiktigt ner bären i kvargsmeten. Häll blandningen i den förberedda ugnsformen och jämna till ytan. Grädda kvargsufflén i den förvärmda ugnen i cirka 30-35 minuter tills den är gyllenbrun och fast. Ta ut kvargsufflén från ugnen och låt den svalna något innan du serverar den.

Energi - bollar

Energi-bollar är små, näringsrika snacks som kan ge dig en snabb energikick. De är enkla att göra och kan njutas av som ett hälsosamt mellanmål.

Ingredienser:
1 kopp urkärnade dadlar
1 kopp havregryn
1/2 kopp mandlar, grovt hackade
2 msk kokosolja
2 msk kakao
En nypa salt

Valfria toppingar:
Kokosflingor, hackade nötter, kakao

Instruktioner:
Blötlägg dadlarna i varmt vatten för att göra dem mjukare. Låt de blötlagda dadlarna rinna av och mixa dem i en mixer eller matberedare tills det bildas en klibbig massa. Tillsätt havregryn, kokosolja, kakao, hackade mandlar och en nypa salt. Blanda allt väl tills det bildas en jämn massa. Forma blandningen till små bollar och rulla dem valfritt i kokosflingor, hackade nötter eller kakao för att garnera.

45

Mina tankar

Varje fjärde trimester är en unik tid som är fylld av både höjdpunkter och svårigheter. Med den här guiden vill jag stödja er i att förbereda er för denna tid och att gå igenom denna speciella fas med förtroende och lugn.

Ni är inte ensamma - så många kvinnor och familjer upplever samma smärtor och glädjeämnen under tiden efter förlossningen. Låt era känslor gå den väg de behöver för bearbetning, tillväxt och den nya existentiella förändring.

En medveten hantering av den verkliga postpartumperioden och alla dess aspekter, bidrar väsentligt till en hållbar hälsa - både för barnet, för modern och för fadern. Var modiga och utforska det. Låt den kännas, låt den hända, leva den. Det kommer att följa med er genom hela livet.

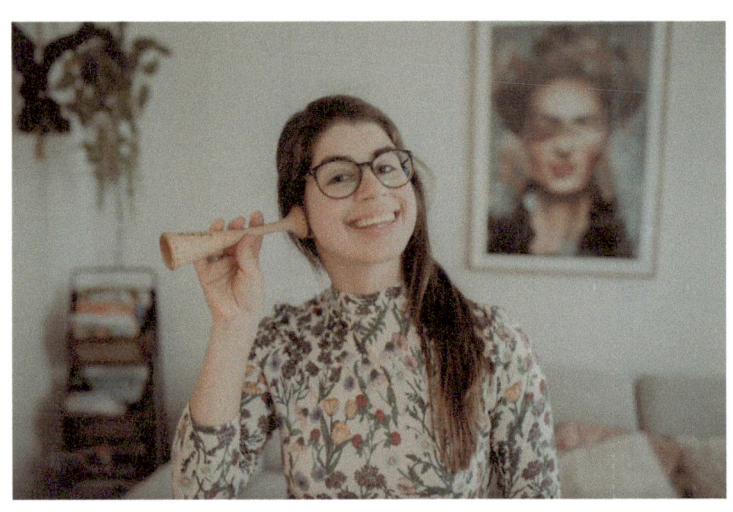

Om författaren

Anna Lena Dell'Anna, född 1991 från Rheda-Wiedenbrück, Tyskland, är mor till två barn och har varit legitimerad barnmorska sedan 2017. Hon har funnit sin kallelse i att stödja kvinnor under graviditet, förlossning och postpartum.
År 2021 emigrerade hon med sin familj till mellersta Sverige och skriver om detta äventyr i sin bok „Expedition Freiheit".

Förutom sitt arbete som mor och barnmorska driver hon en liten gård med två hästar, höns, hund och katt. Hon arbetar som legitimerad barnmorska i Sverige och stödjer kvinnor i alla aspekter av graviditet och moderskap. Födelsens fascination driver henne framåt. Hennes mål är att dela kunskap, tankar och drömmar och att uppmuntra andra att leva för sina egna visioner.

Anna bygger ett internationellt team i partnerskap med ett företag som producerar friska produkter och kosttillskott. På så sätt erbjuder hon en holistisk vård och hjälper andra kvinnor på deras väg mot ekonomisk självständighet.

www.instagram.com/heb_anda

Om du vill lära känna mig mer, följa min vardag
och kanske till och med samarbeta med mig,
så hittar du mig på Instagram.

www.annadellanna.com/contact

Om du känner dig nyfiken – eller kanske till
och med kallad – så finns det alltid plats för fler
i mitt team. Jag erbjuder mentorskap med hjärta,
struktur och personlig vägledning.
Du är varmt välkommen att höra av dig.

Mer än ett yrke - en livsväg

Jag strävar efter ett liv i äkta frihet och inre såväl som yttre fullhet – och jag älskar att inspirera andra att hitta vägen till sitt drömliv.

Att få vara barnmorska är för mig så mycket mer än ett yrke – det är en kallelse, en livsväg, och en självklar del av den jag är. Det är ett djupt meningsfullt arbete som alltid kommer att finnas med mig. Samtidigt är det ett yrkesområde som är juridiskt och organisatoriskt mycket krävande och förknippat med stort ansvar. Därför har jag valt att låta mitt engagemang som barnmorska få stå fritt från ekonomiska krav – det är en passion jag vill bevara i sin renaste form, oavsett min ekonomiska situation.

Min huvudsakliga inkomstkälla i dag är i stället mitt fria och riskfria företagande inom ett hållbart hälso- och livsstilsföretag – ett företag som speglar mina värderingar och ger mig möjlighet att arbeta med något jag verkligen tror på. Här får jag både växa som människa och stötta andra kvinnor på deras väg mot självbestämmande, frihet och ett liv i balans.

www.annadellanna.ringana.com

Scanna här för att upptäcka mina
rekommenderade produkter från Ringana
och börja din resa mot en hälsosammare
och mer hållbar livsstil.

Hälsosam framtid

Från medvetna val till vardaglig vitalitet

I linje med det jag delar om graviditet, förlossning och eftervård vill jag också lyfta fram verktyg som kan stötta kroppen i vardagen – på ett rent, naturligt och hållbart sätt.

I partnerskap med Ringana erbjuder jag ett urval av färska, veganska och miljöcertifierade produkter som stödjer kroppens egen balans – oavsett om det handlar om hormonhälsa, näring, hudvård eller energi i småbarnsvardagen.

Produkterna tillverkas utan konserveringsmedel, tillsatser eller syntetiska ämnen och är utvecklade för att passa en medveten, modern livsstil där du vill ta hand om dig själv med omtanke – inifrån och ut.

Om du är nyfiken på att testa något eller vill ha personlig vägledning kring vilka produkter som kan passa just dig, är du varmt välkommen att höra av dig via mina kanaler.

https://buchshop.bod.de

Min bok är skriven på tyska och finns både i den ovan nämnda butiken och överallt där böcker säljs.

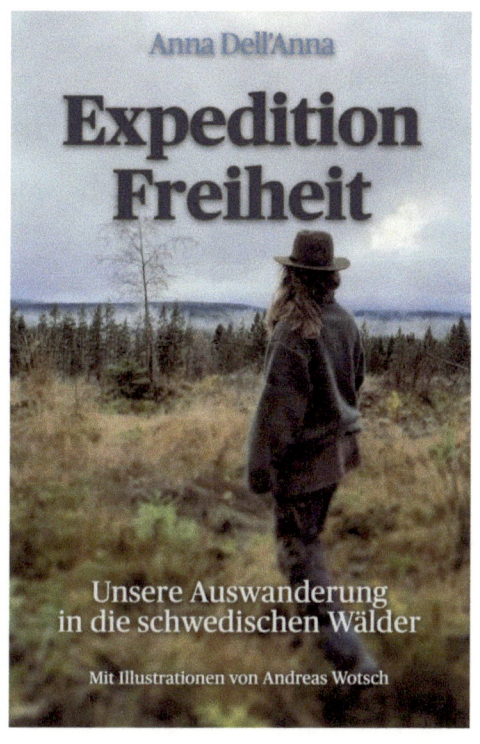

I min bok „Expedition Freiheit" delar jag min personliga berättelse och beslutet att emigrera till Sverige med min familj. Det är en berättelse om modet att ta steget mot självständighet och påbörja resan mot ett liv i frihet och uppfyllelse. Jag inbjuder dig att följa med mig på denna resa och hämta inspiration för att ta kontroll över ditt eget liv.